Emetophobie

Eva Maria Zisler
Adrian Meule

# Emetophobie

Die Angst vor dem Erbrechen erkennen
und behandeln

hogrefe

**Dr. Eva Maria Zisler,** geb. 1998. 2017–2022 Studium der Psychologie in Salzburg. 2022–2024 wissenschaftliche Mitarbeiterin am LMU Klinikum München in Kooperation mit der Schön Klinik Roseneck in Prien am Chiemsee. 2025 Promotion. Seit 2024 Psychologische Psychotherapeutin in Ausbildung an der Kirinus CIP Akademie und Psychologin in mehreren Kliniken.

**PD Dr. Adrian Meule,** geb. 1983. 2004–2009 Studium der Psychologie in Würzburg. 2009–2014 Stipendiat im DFG-Graduiertenkolleg „Verarbeitung emotional relevanter Reize: Von den molekularen Grundlagen zur Empfindung" und wissenschaftlicher Mitarbeiter an der Universität Würzburg. 2014 Promotion. 2014–2015 wissenschaftlicher Mitarbeiter an der LWL-Universitätsklinik Hamm der Ruhr-Universität Bochum. 2015–2019 wissenschaftlicher Mitarbeiter an der Universität Salzburg. 2019–2024 wissenschaftlicher Mitarbeiter am LMU Klinikum München und der Schön Klinik Roseneck in Prien am Chiemsee. 2023 Habilitation. Seit 2024 Akademischer Oberrat auf Zeit an der Universität Regensburg.



**Bibliografische Information der Deutschen Nationalbibliothek:**
Die Deutsche Nationalbibliothek verzeichnet diese Publikation in der Deutschen Nationalbibliografie; detaillierte bibliografische Daten sind im Internet über http://dnb.dnb.de abrufbar.



Hogrefe Verlag GmbH & Co. KG
Merkelstraße 3
37085 Göttingen
Deutschland
Tel. +49 551 999 50 0
info@hogrefe.de
www.hogrefe.de

Umschlagabbildung: © iStock.com / Siarhei Khaletski
Satz: Ronald Weller, Hogrefe Verlag GmbH & Co. KG, Göttingen
Druck: mediaprint solutions GmbH, Paderborn
Printed in Germany

1. Auflage 2026

(E-Book-ISBN [PDF] 978-3-8409-3279-3; E-Book-ISBN [EPUB] 978-3-8444-3279-4)
ISBN 978-3-8017-3279-0
https://doi.org/10.1026/03279-000

# Inhaltsverzeichnis

# 1 Beschreibung der Störung

Das Erbrechen ist ein notwendiger und sinnvoller Schutzmechanismus des menschlichen Körpers, um Giftstoffe sowie schädliche Viren und Bakterien auszuscheiden. Für einen Großteil der Menschen sind der Akt des Erbrechens sowie dessen Vorläufer unangenehm, jedoch ist das Übergeben als solches meist eine ungefährliche Reaktion des Körpers. Für einige Menschen allerdings ist die Vorstellung, sich selbst erbrechen zu müssen oder sich in der Nähe einer sich übergebenden Person aufzuhalten, mehr als nur unangenehm, da diese mit großer Angst und Unwohlsein verbunden ist. In diesen Fällen liegt die Vermutung nah, dass eine Emetophobie vorliegt, also die Angst vor dem Erbrechen.

Der Begriff Emetophobie wird in der wissenschaftlichen Literatur tatsächlich erst seit dem 21. Jahrhundert verwendet (z.B. Lipsitz et al., 2001; Moran & O'Brien, 2005). Die ersten Beschreibungen von Patient:innen mit Angst vor dem Erbrechen finden sich allerdings bereits um die Mitte des 20. Jahrhunderts. Beispielweise beschreiben Allen und Broster (1945) den Fall einer Patientin mit einer psychotischen Störung und erwähnen, dass diese im Alter von 12 Jahren erbrach, nachdem sie Sardinen gegessen hatte und daraufhin eine zwanghafte Angst entwickelte, dass dies wieder passieren könnte. Weiterhin führen sie aus, dass die Angst zu erbrechen im Alter von 21 Jahren zunahm, begleitet von klaustrophobischen Ängsten, Übelkeitsgefühlen, Schwindel und Panik. Sutton et al. (1958) beschreiben die Fälle von fünf Kindern zwischen sechs und zehn Jahren, die psychiatrisch behandelt wurden und bemerken, dass die drei Mädchen ausgeprägtere Sorgen vor dem Erbrechen zeigten als die zwei Jungen. Bei einem der Mädchen führen sie die Angst vor dem Erbrechen auf erlebte Trennungsangst im Alter von drei Jahren zurück.

Bereits in den 1960er Jahren wurden mehrere Fallbeschreibungen veröffentlicht wie z.B. von einer 15-jährigen, untergewichtigen Patientin mit Anorexia nervosa mit einer seit der Kindheit bestehenden Angst vor dem Erbrechen (Blitzer et al., 1961) und von einer 46-jährigen Frau mit ausgeprägter Angst, dass andere Personen erbrechen könnten, besonders ihre eigene Tochter (Emerson, 1968). In der Regel wurde auch bereits zu dieser Zeit die Exposition als wesentlicher Therapiebaustein gewählt. So beschreibt Gerz (1966) eine 29-jährige Patientin, die instruiert wurde, mit anderen Menschen in Restaurants essen zu gehen und sich zu wünschen, dass genau das passiert, vor dem sie sich fürchtet („in das Gesicht der anderen Menschen erbrechen und die größtmögliche Sauerei verursachen", S. 550; Übersetzung der Autor:innen). Ney (1967) beschreibt eine 13-jährige Patientin, deren Angst vor dem Erbrechen mit sechs Jahren begann, als sie ihren Vater dabei beobachtete, wie er sich erbrach, als er einen schmutzigen Abfluss im Bad reinigte. Die Behandlung bestand unter anderem aus einer Exposition in sensu (z. B. die Vorstellung eines Haufen Erbrochenen), kombiniert mit Entspannungstechniken. Boulougouris und Marks (1969) beschreiben eine 34-jährige Patientin mit einer seit dem 17. Lebensjahr bestehenden Emetophobie, die mit einer massierten Exposition (Flooding) behandelt wurde.

Weitere Fallstudien entstanden in den 1970er (Ritow, 1979; Wijesinghe, 1974), 1980er (Klonoff et al., 1984; McFadyen & Wyness, 1983; Philips, 1985) und 1990er Jahren (de Jongh & ten Broeke, 1994; Manassis & Kalman, 1990; McKenzie, 1994). Obwohl sich im 21. Jahrhundert zunehmend wissenschaftlich mit dem Thema Emetophobie auseinandergesetzt wurde und inzwischen neben Fallstudien auch Studien mit größeren Stichproben sowie Übersichtsarbeiten existieren, handelt es sich weiterhin um ein wenig beforschtes Thema: In der auf der Plattform Web of Science™ gelisteten Zeitschriften erschienen seit dem Jahr 2000 lediglich zwischen 0 und 7 wissenschaftliche Artikel jährlich (vgl. Abbildung 1). Demgegenüber steht die Beobachtung, dass viele therapeutisch tätige Personen berichten, bereits Patient:innen mit Emetophobie behandelt zu haben (Vandereycken, 2011) und gerade in den letzten Jahren erschienen mehrere Arbeiten, um auch im deutschsprachigen Raum praktisch Tätige über das Störungsbild zu informieren (Eckert et al., 2024; Metzner, 2022, 2023; Zisler, 2024).

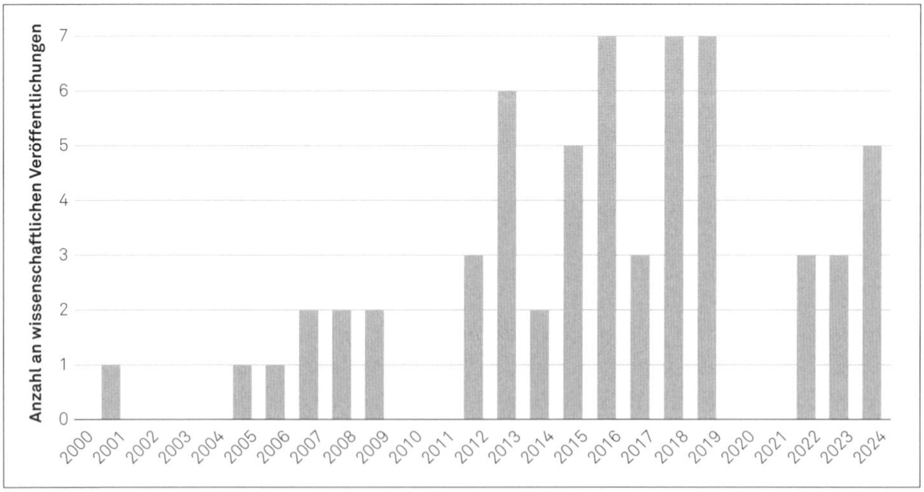


**Abbildung 1:** Anzahl an wissenschaftlichen Veröffentlichungen in Web of Science™ gelisteten Zeitschriften in den Jahren 2000 bis 2024 basierend auf einer Themensuche mit den Suchbegriffen „emetophobia", „fear of vomiting", „specific phobia of vomiting" und „vomit phobia"

## 1.1 Klassifikation

Die Emetophobie ist eine Angststörung, genauer eine spezifische Phobie und ist durch eine intensive und irrationale Furcht vor dem Erbrechen charakterisiert. Spezifische Phobien sind intensive Ängste, die sich auf distinkte Objekte und eng umgrenzte Situationen beziehen – im Falle der Emetophobie das Erbrechen. Bereits die Vorstellung oder das unmittelbare Erleben des Erbrechens, entweder von einem selbst oder von anderen Personen, kann eine panikartige Intensität annehmen und mit zahlreichen psychischen sowie physischen Symptomen einhergehen (Rink, 2006).

In der 10. Version der *Internationalen Klassifikation der Krankheiten und verwandter Gesundheitsprobleme* (ICD-10) der Weltgesundheitsorganisation ist die Emetophobie in der Sektion F4, also den „Neurotischen, Belastungs- und somatoformen Störungen", und genauer unter F40.2, den spezifischen (isolierten) Phobien, zu finden (World Health Organization, 2019). Für alle spezifischen Phobien gelten in der ICD-10 dieselben Diagnosekriterien (vgl. Kasten).

**Diagnosekriterien der spezifischen Phobie in der ICD-10 (nach Dilling et al., 2016)**

A. Die Betroffenen erleben eine deutliche Furcht vor einem Objekt oder einer bestimmten Situation und/oder zeigen eine deutliche Vermeidung solcher Objekte oder Situationen. Ausgenommen sind dabei Situationen, die als Agoraphobie oder Soziale Phobie diagnostiziert werden.

B. Die Betroffenen haben zu mindestens einem Zeitpunkt seit Beginn der Erkrankung gleichzeitig unter mindestens zwei der nachfolgend genannten Symptome gelitten (wobei mindestens ein Symptom aus 1–4 vorhanden gewesen sein muss):

*Vegetative Symptome:*

1. Palpitationen, Herzklopfen, erhöhte Herzfrequenz
2. Schweißausbrüche
3. Fein- oder grobschlägiger Tremor
4. Mundtrockenheit (nicht als Folge von Medikamenten oder Exsikkose)

*Symptome in Thorax oder Abdomen:*

5. Atembeschwerden
6. Beklemmungsgefühl
7. Thoraxschmerzen oder -missempfindungen
8. Nausea oder abdominelle Missempfindungen

*Psychische Symptome:*

9. Gefühl von Schwindel, Unsicherheit, Schwäche oder Benommenheit
10. Derealisation oder Depersonalisation

(Symptome Nummer 11–12 entfallen bei Spezifischen Phobien)

*Allgemeinsymptome:*
13. Hitzewallungen oder Kälteschauer
14. Gefühllosigkeit oder Kribbelgefühle

C. Die Betroffenen erleben eine deutliche emotionale Belastung durch das Vermeidungsverhalten oder die Angstsymptome und haben die Einsicht, dass diese übertrieben oder unvernünftig sind.
D. Die Symptome beschränken sich ausschließlich oder vornehmlich auf die gefürchtete Situation oder Gedanken an diese.

In der 11. Version der *Internationalen Klassifikation der Krankheiten und verwandter Gesundheitsprobleme* (ICD-11), die grundsätzlich seit ihrem Inkrafttreten am 01.01.2022 in Deutschland einsetzbar ist, ist die Emetophobie ebenfalls unter den Angststörungen (codiert mit 6B0), und genauer unter den spezifischen Phobien (codiert mit 6B03) zu verorten (WHO/BfArM, 2022). Während in der ICD-10 das Vermeidungsverhalten als ein wichtiges diagnostisches Kriterium galt, wird dieses in der ICD-11 erweitert. In der ICD-11 wird künftig auch unter Vermeidungsverhalten verstanden, dass der Kontakt mit dem gefürchteten Stimulus in Verbindung mit dem Auftreten großer Angst noch ausgehalten und somit nicht vollständig vermieden wird (Vloet & Romanos, 2021). Auch in der fünften Version des *Diagnostischen und Statistischen Manuals Psychischer Störungen* (DSM-5) der Amerikanischen Psychiatrischen Gesellschaft ist die Emetophobie den spezifischen Phobien zugeordnet (American Psychiatric Association, 2018; vgl. Kasten).

**Diagnosekriterien der spezifischen Phobie nach DSM-5 (APA, 2018)[1]**

A. Ausgeprägte Furcht oder Angst vor einem spezifischen Objekt oder einer spezifischen Situation (z. B. Fliegen, Höhen, Tiere, eine Spritze bekommen, Blut sehen).
B. Das phobische Objekt oder die phobische Situation ruft fast immer eine unmittelbare Furcht oder Angstreaktion hervor.
C. Das phobische Objekt oder die phobische Situation wird aktiv vermieden bzw. nur unter starker Furcht oder Angst ertragen.
D. Die Furcht oder Angst geht über das Ausmaß der tatsächlichen Gefahr durch das spezifische Objekt oder die spezifische Situation hinaus und ist im soziokulturellen Kontext unverhältnismäßig.

1 Abdruck erfolgt mit Genehmigung aus der deutschen Ausgabe des Diagnostic and Statistical Manual of Mental Disorders, Fifth Edition © 2013, Dt. Ausgabe: © 2018, American Psychiatric Association. 

E. Die Furcht, Angst oder Vermeidung ist anhaltend, typischerweise über 6 Monate oder länger.
F. Die Furcht, Angst oder Vermeidung verursacht in klinisch bedeutsamer Weise Leiden oder Beeinträchtigungen in sozialen, beruflichen oder anderen wichtigen Funktionsbereichen.
G. Das Störungsbild kann nicht besser durch die Symptome einer anderen psychischen Störung erklärt werden. Dies umfasst Furcht, Angst und Vermeidung von Situationen, die mit panikartigen Symptomen oder anderen bedrohlich erscheinenden beeinträchtigenden Symptomen assoziiert sind (wie bei Agoraphobie); Objekten oder Situationen, die mit Zwangsinhalten verbunden sind (wie bei Zwangsstörung); Erinnerungen an traumatische Ereignisse (wie bei Posttraumatischer Belastungsstörung); Trennungen von zu Hause oder Bezugspersonen (wie bei Störung mit Trennungsangst); oder sozialen Situationen (wie bei Sozialer Angststörung).

*Bestimme, ob:*

Codierung entsprechend dem phobischen Stimulus:
- *F40.218 Tier-Typ* (z. B. Spinnen, Insekten, Hunde).
- *F40.228 Umwelt-Typ* (z. B. Höhen, Stürme, Wasser).
- *F40.23x Blut-Spritzen-Verletzungs-Typ* (z. B. Injektionsnadeln, invasive medizinische Verfahren).
- *F40.248 Situativer Typ* (z. B. Flugzeuge, Fahrstühle, enge, geschlossene Räume).
- *F40.298 Anderer Typ* (z. B. Situationen, die zu Ersticken oder Erbrechen führen könnten; bei Kindern z. B. laute Geräusche oder kostümierte Figuren).

Obwohl die spezifische Phobie vor dem Erbrechen somit sowohl in der ICD als auch im DSM klassifizierbar ist, ist die konkrete Bezeichnung Emetophobie in keinem dieser Klassifikationssysteme zu finden. Auch die Zuordnung im DSM-5 in die Kategorie Spezifische Phobie (Anderer Typ) trägt nicht zur Bekanntheit der Störung bei. Somit ist die Emetophobie eine bisweilen in der Forschung vernachlässigte Störung. Die Forschungslage beschränkt sich daher hauptsächlich auf querschnittliche Studien sowie Einzelfallberichte. Lediglich eine randomisierte kontrollierte Studie liegt bisher vor (Riddle-Walker et al., 2016). Demzufolge ist auch die Anzahl praktisch oder auch wissenschaftlich arbeitender Psycholog:innen, Psychotherapeut:innen und Ärzt:innen, die noch keine Kenntnis von der Emetophobie haben, hoch (Höller, 2018; Vandereycken, 2011). Das Ziel dieses Buches ist es dementsprechend, die Emetophobie besonders unter Fachpersonal bekannter zu machen, sodass die Störung immer häufiger früh erkannt und behandelt wird. Somit können zukünftig chronische Krankheitsverläufe mit starken Beeinträchtigungen für die Betroffenen vermieden werden.

## 1.2 Epidemiologie

Spezifische Phobien sind eine häufige psychische Erkrankung, wobei die 12-Monats-Prävalenz bei etwa 7 bis 13 % liegt (Stinson et al., 2007). In der Dresden Mental Health Study – einer großen Studie, in der die Epidemiologie spezifischer Phobien in einer Stichprobe von insgesamt 2.064 Teilnehmenden untersucht wurde – lag die Lebenszeitprävalenz spezifischer Phobien unter weiblichen Befragten bei 12,8 % (Becker et al., 2007). Im Vergleich zu anderen spezifischen Phobien scheint die Emetophobie mit einer Punktprävalenz von 0,1 % und einer 12-Monats- und Lebenszeitprävalenz von 0,2 % also eine deutlich seltenere Erkrankung zu sein (Becker et al., 2007; Keyes et al., 2018).

Im Gegensatz zu den berichteten Prävalenzraten zeigt sich die Verteilung der Emetophobie im klinischen Kontext allerdings häufig anders. Beispielsweise gaben in einer Studie von Vandereycken (2011) 48,5 % der teilnehmenden Essstörungsspezialist:innen an, im beruflichen Umfeld bereits mit Emetophobie in Kontakt gekommen zu sein. Dementsprechend ist davon auszugehen, dass die genannten Prävalenzraten die tatsächliche Prävalenz in der Allgemeinbevölkerung und besonders in klinischen Stichproben aufgrund von falschen Diagnosen oder komorbiden Störungen unterschätzen (Boschen, 2007). In einer Studie aus Großbritannien, in der Daten von Personen, die eine psychotherapeutische Behandlung aufgrund einer spezifischen Phobie erhielten, war Emetophobie tatsächlich die häufigste (Meule, 2025; Veale, et al., 2025).

Van Hout und Bouman (2012) untersuchten in ihrer Studie die demografischen Daten von Personen mit Angst vor dem Erbrechen. Dafür wurden 1.100 Briefe mit Fragebögen an zufällig ausgewählte Personen in den Niederlanden versendet. Die Fragebögen enthielten das Item „Haben Sie gegenwärtig Angst, sich zu übergeben (zum Beispiel sich selbst zu übergeben oder andere Menschen beim Erbrechen zu sehen)?“. In Abhängigkeit der gegebenen Antworten auf diese Frage wurden die Personen in zwei Gruppen aufgeteilt: eine Gruppe ohne und eine Gruppe mit Angst vor dem Erbrechen. Zudem wurden im Internet auf einer Emetophobie-Selbsthilfe-Webseite weitere Teilnehmende für die Studie rekrutiert, die dieselben Fragebögen ausfüllten.

Die Ergebnisse der Studie zeigten, dass in den beiden Gruppen, die Teilnehmende mit Angst vor dem Erbrechen enthielten, deutlich mehr Frauen als Männer zu finden waren. Im Allgemeinen treten spezifische Phobien in einem Geschlechterverhältnis von 2–4 : 1 häufiger bei Frauen als bei Männern auf (Keyes et al., 2018). Dennoch scheint dieses bei der Emetophobie nochmals unausgeglichener zu sein: laut einer Meta-Analyse sind etwa 90 % der Personen mit Emetophobie Frauen (Meule, Seufert & Kolar, 2025). Die Angst vor dem Erbrechen in einer milden bzw. subklinischen Ausprägung ist in der Allgemeinbevölkerung weitaus häufiger zu finden, wobei van Hout und Bouman (2012) die Prävalenz unter Frauen auf 7 % und unter Männern auf 1,8 % schätzten. Dennoch empfinden sich Betroffene mit dieser Angst oftmals als eine Rarität, da sie sich der Häufigkeit dieser Angst nicht bewusst sind (Rink, 2006).

Noch schwieriger ist die Angabe valider Prävalenzraten in der Gruppe der Kinder und Jugendlichen, obwohl der Krankheitsbeginn meist in der Kindheit oder Jugend liegt (Keyes et al., 2018). Die Durchführung von Studien zur Angst vor dem Erbrechen bei Kindern und Jugendlichen ist somit erforderlich.

## 1.3 Verlauf und Prognose

Eine Internetstudie von Lipsitz et al. (2001) untersuchte insgesamt 50 Frauen und sechs Männer mit Emetophobie im Alter zwischen 14 und 59 Jahren. Ein besonderer Fokus in der Befragung lag auf der Untersuchung der Entstehung der Erkrankung. Der Studie zufolge ist die Emetophobie eine psychische Störung, die meist einen frühen Beginn in der Kindheit hat. Der mittlere Krankheitsbeginn lag in der untersuchten Stichprobe bei 9,2 Jahren. Die Bandbreite des Ersterkrankungsalters allerdings wurde mit 4 bis 32 Jahren beziffert. Somit gibt es trotz des Ersterkrankungsgipfels bei etwa neun Jahren einen gewissen Schwankungsbereich nach oben und unten. Auch die Ergebnisse anderer Studien zur Emetophobie zeigten einen frühen Krankheitsbeginn, der zumeist in der Kindheit liegt (Wu et al., 2017). Beispielsweise wurde in einer Untersuchung von Bohne et al. (2006) ein Ersterkrankungsalter von 10,2 Jahren angegeben, was auch einem über mehrere Studien meta-analytisch berechneten mittleren Ersterkrankungsalter von etwa 10 Jahren entspricht (Meule, Seufert & Kolar, 2025).

Sofern die Emetophobie also nicht adäquat und rechtzeitig behandelt wird, besteht ein hohes Risiko für das dauerhafte Fortbestehen der Erkrankung, die Entwicklung eines chronischen Verlaufes und somit auch starken Beeinträchtigungen in Bezug auf die gesamte Lebensführung sowie die Lebensqualität der Betroffenen. Über die Hälfte der Teilnehmenden der Studie von Lipsitz et al. (2001) berichteten, keine Remissionsphasen zu haben, wohingegen 36 % angaben, partielle oder kurze Remissionsphasen zu erleben. Lediglich 12 % der Befragten berichteten, Perioden vollständiger Remission zu erleben, die sechs Monate oder länger dauern.

Demzufolge leben viele Betroffene nahezu dauerhaft mit bestehender Symptomatik, was in signifikanten Beeinträchtigungen und reduziertem Wohlbefinden der Betroffenen resultiert. Über 90 % der Teilnehmenden der Studie von Lipsitz et al. (2001) gaben an, aufgrund der Emetophobie 52 Wochen pro Jahr beeinträchtigt zu sein. Folglich erleben Betroffene beinahe das gesamte Jahr über Symptome der Emetophobie. Zudem gaben über 70 % der Teilnehmenden an, sich an sechs von sieben Tagen pro Woche von der Erkrankung beeinträchtigt zu fühlen. Einige Befragte berichteten, dass diese Beeinträchtigungen lediglich wenige Minuten andauern, wohingegen fast ein Drittel, also 32 % angaben, den Großteil der Zeit im wachen Zustand Beeinträchtigungen aufgrund der Emetophobie zu erleben. All diese Daten verdeutlichen, wie stark die Erkrankung in das Leben der Betroffenen eingreift und deren Lebensqualität beeinflusst und verringert. Wird die Emetophobie nicht rechtzeitig behandelt, geht diese nicht nur mit signifikanten Beeinträchtigungen auf das alltägliche Leben der Betroffenen, sondern auch mit einem hohen Risiko, komorbide psychische Erkrankungen zu entwickeln, einher (Becker et al., 2007).

## 1.4 Kernmerkmale

### 1.4.1 Inhalte der Angst

Viele von der Emetophobie betroffenen Menschen können nicht spezifizieren, wovor sie sich konkret beim Erbrechen fürchten, da sie sich im Grunde der Irrationalität der Angst und der trivialen Natur des Übergebens bewusst sind. Dennoch lassen sich diesbezüglich einige wiederkehrende Muster in der Literatur finden. In der Studie von van Hout und Bouman (2012) in den Niederlanden, in der insgesamt 34 Personen mit Angst vor dem Erbrechen befragt wurden, gaben 76,8 % der Teilnehmenden, also über drei Viertel, an, Angst vor dem eigenen Erbrechen zu haben, wobei 40,3 % der Befragten berichteten, besondere Angst vor dem Erbrechen im Beisein anderer Personen zu haben. 45 % der Teilnehmenden berichteten, lediglich Angst zu haben, andere Menschen beim Erbrechen zu beobachten, und 21,2 %, also etwa ein Fünftel, gaben an, die Kombination aller genannten Situationen zu fürchten.

Ähnliche Ergebnisse konnten in der Studie von Lipsitz et al. (2001) gezeigt werden, an der 56 Personen teilnahmen. Von diesen gaben 35 Personen, also fast zwei Drittel, an, mehr Angst vor dem eigenen Erbrechen zu haben, wohingegen 10 Personen, also 18 %, berichteten, sich mehr davor zu fürchten, andere beim Erbrechen zu beobachten. 11 Personen gaben an, vor beiden Situationen gleich viel Angst zu haben. In einer systematischen Übersichtsarbeit von Keyes et al. (2018) wurden die Ergebnisse von sieben Studien zum Schwerpunkt der Angst bei Emetophobie zusammengefasst. Die folgende Verteilung kann der Übersichtsarbeit entnommen werden: 47,3 % der Teilnehmenden der inkludierten Studien hatten Angst vor eigenem Erbrechen, 12,7 % hatten Angst vor fremdem Erbrechen und 35,5 % hatten Angst vor beiden Situationen. Ähnliche Zahlen zeigten sich auch in einer neueren Meta-Analyse (Meule, Seufert & Kolar, 2025), was den Befund noch weiter stützt, dass das Eigenerbrechen für Betroffene die größte Angst darstellt. Auch in der Praxis, sowohl in der ambulanten als auch der stationären Versorgung, zeigt sich diese in der Literatur nahezu konsistent beschriebene Verteilung.

Zu den Gründen dieser speziellen Häufigkeitsverteilung lassen sich einige Hypothesen aufstellen, die auch von Studien untermauert werden. In der Übersichtsarbeit von Keyes et al. (2018) beschäftigten sich die Forschenden mit den gefürchteten Charakteristika des Erbrechens. Die Ergebnisse von drei Studien konnten diesbezüglich zusammengefasst werden, wobei sich einige Gründe dafür finden ließen, warum sich Menschen mit Emetophobie vor dem eigenen Erbrechen fürchten. Die in den Studien eingeschlossenen Betroffenen gaben an, sich vor einigen Merkmalen wie dem Anblick, dem Geräusch, dem Geschmack und dem Geruch des Erbrechens zu fürchten. Auch unangenehme mentale sowie körperliche Reaktionen wie Ekel vor sich selbst, der Akt des Würgens als solches, Panikgefühle und Kontrollverlust wurden als Gründe für die Angst vor dem Erbrechen angeführt. Davon abgesehen nannten die befragten Betroffenen aber auch gefährliche und subjektiv als wahrscheinlich wahrgenommene körperliche Reaktionen wie das Auftreten eines Herzinfarktes. Gemäß der Studie von van Hout und Bouman (2012) könnte ein Grund für die Angst vor dem Erbrechen anderer Menschen die Angst vor der Ansteckung sein, was wiederum die Gefahr für eigenes Erbrechen erhöhen würde.

Für viele Menschen mit Emetophobie spielt allerdings nicht nur die Unterscheidung zwischen Eigen- und Fremderbrechen eine Rolle, sondern, besonders in Bezug auf das eigene Erbrechen, auch der Kontext. Dieser wurde ebenfalls in der Studie von Lipsitz et al. (2001) untersucht. Demnach gaben etwa zwei Drittel (62 %) der insgesamt 56 befragten Personen an, besorgter über das Erbrechen in der Öffentlichkeit zu sein, wohingegen etwa ein Drittel (34 %) angab, gleich viel Angst vor dem Erbrechen in der Öffentlichkeit wie im privaten Umfeld zu haben. Lediglich wenige Personen (4 %) berichteten, größere Furcht vor dem Übergeben im privaten Umfeld zu haben. Diejenigen befragten Personen, die angaben, größere Angst vor dem Erbrechen in der Öffentlichkeit zu haben, berichteten ebenfalls häufiger, Probleme mit sozialer Ängstlichkeit zu haben, als diejenigen Betroffenen, die Angst vor Erbrechen im privaten Kontext hatten (29 % vs. 5 %). Ähnliche Ergebnisse zeigte auch die systematische Übersichtsarbeit von Keyes et al. (2018). In dieser Studie hatten ebenfalls nur wenige der befragten Personen Angst vor dem Erbrechen im privaten Umfeld, wohingegen der Großteil Furcht vor dem Übergeben in der Öffentlichkeit oder auch beidem hatte.

Dadurch, dass viele Menschen mit Emetophobie Angst vor dem eigenen und fremden Erbrechen haben, befinden sie sich in einem dauerhaften Zustand der Anspannung, da das Erbrechen im Grunde ubiquitär und somit überall und jederzeit anzutreffen sein kann. Die Emetophobie ist außerdem eine spezifische Phobie, bei der, anders als beispielsweise bei der Arachnophobie (Angst vor Spinnen), Gefühle der Angst und Panik sowohl durch externale Stimuli als auch durch interozeptive Reize hervorgerufen werden können. Das Spektrum externaler Stimuli und interozeptiver Reize ist groß und durch außergewöhnliche Vielfalt gekennzeichnet. Diese können von harmloseren und kognitiven Auslösern wie beispielsweise dem Hören des Wortes „Erbrechen“ zu eher behavioralen Auslösern wie der Nahrungsaufnahme in der Öffentlichkeit reichen (Lipsitz et al., 2001; Maack et al., 2013; Veale & Lambrou, 2006).

Weitere externale Stimuli beispielsweise sind außerdem das Ansehen angstbesetzter Nahrungsmittel, die Nutzung öffentlicher Verkehrsmittel oder auch das laute Husten einer anderen Person. Interozeptive Reize beispielsweise sind körperliche und insbesondere gastrointestinale Empfindungen wie Magen- und Darmbewegungen, Hungergefühl oder Übelkeit, aber auch unspezifische körperliche Wahrnehmungen wie Schwindel oder Kopfschmerzen. Betroffene gehen davon aus, dass diese internalen oder externalen Reize Vorläufer des Erbrechens sind, sodass diese unmittelbare Angst auslösen. In der Studie von Lipsitz et al. (2001) zeigte sich, dass der durchschnittliche Prozentsatz der Zeit, in der die Angst durch äußere Reize ausgelöst wurde, am höchsten war (45,2 %) und dicht von inneren Empfindungen gefolgt wurde (40,5 %). Die akute Angst vor dem Erbrechen, die „aus heiterem Himmel“ kommt, wurde als weniger häufig angegeben (15 %). Obwohl die Angst also nur selten aus dem Nichts kommt und meist auf einen internen oder externen Auslöser zurückzuführen ist, wird das Erbrechen von Betroffenen dennoch wie der Verlust der Kontrolle über die eigenen körperlichen Funktionen empfunden (Davidson et al., 2008). Somit kann die Emetophobie als Angst vor hochaversiven physischen Reizen, die als Vorläufer des als katastrophal wahrgenommenen Szenarios des Erbrechens gedeutet werden, interpretiert werden (Höller et al., 2013).

### 1.4.2 Vermeidungs- und Sicherheitsverhalten

Menschen mit Angststörungen tendieren dazu, angstauslösende Reize und Situationen zu vermeiden, um kurzfristig eine Reduktion der Angst und somit Erleichterung zu erfahren. Allerdings verhindern Vermeidungsverhaltensweisen, dass Betroffene korrigierende Erfahrungen machen und lernen, dass zum einen nicht zwangsläufig in bzw. nach angstauslösenden Situationen die gefürchtete Konsequenz erfolgt und zum anderen, dass das Erleben von Angst ungefährlich und eine zwar unangenehme, aber vorübergehende Erfahrung ist. Wird das Vermeidungsverhalten nicht reduziert, tritt die Angst weiterhin auf und wird häufig sogar verstärkt. Somit sind Verhaltensweisen, die der Vermeidung angstauslösender Stimuli und Situationen dienen, als dysfunktional und langfristig ungünstig zu bewerten.

Auch Menschen mit Emetophobie verfügen meist über ein umfangreiches Repertoire an Vermeidungsverhaltensweisen (Zhao, 2014). Im Mittelpunkt dieser steht grundsätzlich die Vermeidung der Konfrontation mit dem Erbrechen, sei es eigenes oder fremdes Erbrechen. Das Erbrechen allerdings kann theoretisch zu jedem Zeitpunkt bei anderen Personen vorkommen oder bei einem selbst auftreten. Somit versuchen viele Betroffene grundsätzlich, Personen, Orte, Nahrungsmittel und andere Stimuli zu vermeiden, die mit einem subjektiv oder auch objektiv höheren Risiko assoziiert sind, sich selbst zu übergeben oder andere Personen beim Erbrechen zu beobachten (Boschen et al., 2013). Die Ausprägung des Vermeidungsverhaltens variiert in Abhängigkeit von der Stärke der Symptomatik. Dementsprechend versuchen manche Menschen mit Emetophobie, lediglich einzelne Stimuli oder Situationen zu vermeiden. Beispielsweise gaben in der Studie von Lipsitz et al. (2001) 24 der 56 befragten Personen mit Emetophobie an, das Wort „Erbrechen" zu vermeiden, da sie befürchteten, dass dieses Wort Bilder oder Empfindungen von Erbrechen auslösen könnte. Bei anderen Betroffenen allerdings geht das Vermeidungsverhalten sehr weit und die gesamte Lebensgestaltung wird der Emetophobie untergeordnet. So können manche Personen, die schwer von der Emetophobie betroffen sind, aus Angst vor der Konfrontation mit dem Erbrechen die eigene Wohnung nicht mehr verlassen oder betroffene Frauen ordnen die eigene Familienplanung der Erkrankung unter und entscheiden sich aufgrund der Angst vor Übelkeit und Erbrechen während der Schwangerschaft gegen eigene Kinder (Höller et al., 2013).

In der Übersichtsarbeit von Keyes et al. (2018) haben sich die Forschenden auch systematisch mit der Thematik des Vermeidungs- und Sicherheitsverhaltens auseinandergesetzt. Abbildung 2 stellt die häufigsten Sicherheitsverhaltensweisen und Abbildung 3 stellt die häufigsten Vermeidungsverhaltensweisen von Personen mit Emetophobie dar. In beiden Abbildungen wird deutlich, dass die dargestellten Sicherheits- und Vermeidungsverhaltensweisen bei Menschen mit Emetophobie nicht die Ausnahme, sondern die Regel sind.

Besonders schwerwiegend sind die Sicherheits- und Vermeidungsverhaltensweisen häufig, wenn Betroffene große Angst vor dem eigenen Erbrechen haben, da aus dieser Angst oftmals eine starke Sensibilisierung und Hypervigilanz für körperliche Empfindungen und interozeptive Reize resultiert (Boschen, 2007; Rink, 2006). Diese beziehen sich sowohl auf spezifische gastrointestinale Stimuli wie Völlegefühl oder Darmbewegungen als auch auf alle anderen subtilen Arten von Unwohlsein wie Kopfschmerzen oder Schwindel (Pearson, 2010). Jegliche körperliche Empfindungen werden somit von Personen mit Emetophobie als Vorläufer von bald oder unmittelbar bevorstehendem Erbrechen gedeutet.

In einer Studie von Liebenberg und dos Santos (2018), in der 20 Frauen mit Emetophobie befragt wurden, wurde berichtet, dass die Betroffenen versuchen, die körperlichen Symptome durch Strategien wie das Trinken von Erfrischungsgetränken, das Lutschen von Bonbons oder die Einnahme von „Stressabbau-Tropfen" zu bewältigen. Andere Strategien zur Bewältigung der körperlichen Symptome waren das Hören ruhiger Musik, die Anwendung von Entspannungstechniken, tiefe Atemzüge, Gehen an die frische Luft oder auch Sprechen von Gebeten. Auch die Beruhigung durch positive Überzeugungen (z. B. „Erbrochenes ist nur vermengtes Essen", „Erbrechen tut nicht weh", „Erbrechen ist ein

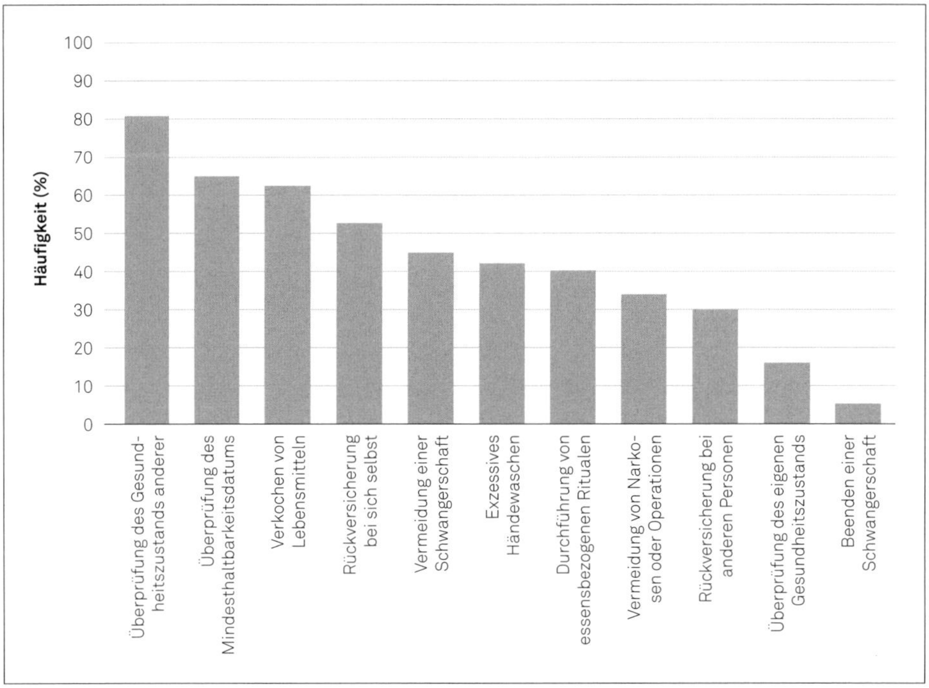


**Abbildung 2:** Häufigkeit von Sicherheitsverhaltensweisen bei Personen mit Emetophobie nach Keyes et al. (2018)

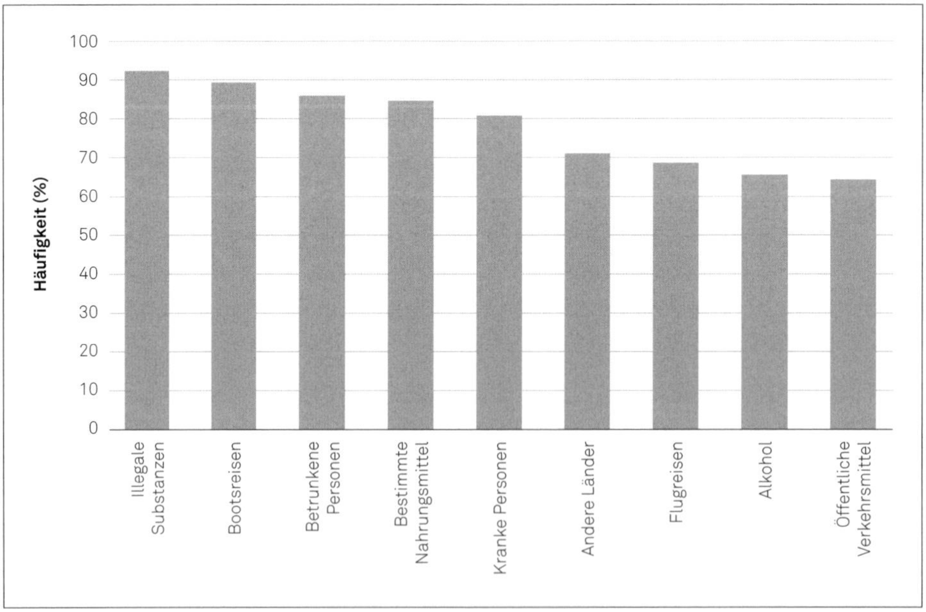


**Abbildung 3:** Häufigkeit von Vermeidungsverhaltensweisen bei Personen mit Emetophobie nach Keyes et al. (2018)

Schutzmechanismus des Körpers") wurde in der Studie von Liebenberg und dos Santos (2018) berichtet. Aufgrund der gesteigerten Sensitivität für körperliche Signale ist oftmals auch das Essverhalten der Betroffenen beeinträchtigt, da zum einen bestimmte Nahrungsmittel und zum anderen normale Portionsgrößen vermieden werden.

Vermeidungs- und Sicherheitsverhaltensweisen bringen beträchtliche Konsequenzen im Leben von Personen mit Emetophobie mit sich. Es werden nicht nur soziale Beziehungen vernachlässigt und berufliche Einbußen in Kauf genommen, auch die eigene körperliche Gesundheit gerät bei Betroffenen in den Hintergrund. Notwendige Behandlungen und Operationen sowie Besuche beim Zahnarzt werden aus Furcht vor möglichem Würgen und Erbrechen vermieden, da beispielsweise ein übermäßiger Würgereflex beim Zahnarzt mit der Angst vor dem Erbrechen assoziiert ist (Uziel et al., 2024). Tatsächlich sind die angewandten Strategien zur Vermeidung der Konfrontation mit dem Erbrechen häufig sehr effektiv, sodass bei vielen Betroffenen das letzte Erbrechen sehr weit zurück liegt (van Hout & Bouman, 2012). Dies ist zwar im Sinne der Betroffenen, jedoch einer Symptomreduktion nicht zuträglich. Durch das konstante Vermeiden gefürchteter Situationen können verzerrte und angstbesetzte Szenarien nicht durch reales Erleben dieser überprüft, überschrieben und somit korrigiert werden. Somit wird die Angst langfristig aufrechterhalten und Personen mit Emetophobie lernen nicht, dass angstauslösende Situationen und körperliche Reize zwar unangenehm, aber dennoch meist harmlos und temporär sind. Dementsprechend werden diese Situationen weiterhin katastrophisierend bewertet und die Angst kann nicht nachhaltig abgebaut werden.

### 1.4.3 Essverhalten

Die Furcht vor dem Erbrechen interferiert bei einem Großteil der Betroffenen mit dem täglichen Essverhalten. Dieses ist bei vielen Menschen mit Emetophobie deutlich beeinträchtigt, da sie ihre Lebensmittelauswahl, ihre Portionsgröße oder beides merklich einschränken, um eine mögliche Konfrontation mit dem Erbrechen zu verhindern. Das restriktive Essverhalten ist bei der Emetophobie also dem Vermeidungsverhalten zuzuordnen. Dementsprechend muss hervorgehoben werden, dass die Emetophobie klar von einer Essstörung abzugrenzen ist, da es sich hierbei um eine Angststörung handelt, die mit einem gestörten und häufig restriktivem Essverhalten einhergeht. Die Einschränkung in der Nahrungsmittelauswahl und Essensmenge resultiert allerdings nicht wie beispielsweise bei der Anorexia nervosa aus einer Angst vor Gewichtszunahme, sondern aus der Angst vor dem Erbrechen.

Gemäß einer Studie von Veale et al. (2012) gibt es drei verschiedene Muster der Essensrestriktion bei der Emetophobie:

1. Die verzehrte Nahrungsmenge wird eingeschränkt und somit in der Vorstellung der Person mit Emetophobie auch die Menge, die potenziell erbrochen werden könnte. Zudem wird eine gewisse Nahrungsmenge mit einem Sättigungsgefühl gleichgesetzt, da das Risiko des Erbrechens steigt, wenn mehr gegessen wird.
2. Die Nahrungsaufnahme in bestimmten Situationen wird eingeschränkt. Diese sind beispielsweise das Essen in Restaurants oder an Buffets, da hierbei die Kontrolle über die Nahrungszubereitung gering ist und das wahrgenommene Risiko des Erbrechens steigt.
3. Bestimmte Lebensmittel wie Meeresfrüchte oder Eier werden vermieden, da diese naturgemäß ein höheres Risiko für Erbrechen mit sich bringen. Alternativ werden Lebensmittel, die in der Vergangenheit mit Erbrechen assoziiert waren, aufgrund der gelernten Assoziation gemieden. Eine Variante dieses Musters der Nahrungsmittelaufnahme ist die Beschränkung auf eine begrenzte Auswahl an spezifischen Lebensmitteln, die als sicher gelten, da diese nicht mit Erbrechen in Verbindung gebracht werden.

Angesichts dieser Ernährungsmuster ist es also nicht überraschend, dass sowohl Mangelerscheinungen als auch Untergewicht bei Menschen mit Emetophobie häufiger anzutreffen sind als bei Menschen ohne Furcht vor dem Erbrechen.

Eingeschränktes Essverhalten ist bei der Emetophobie eher die Regel als die Ausnahme, wie mehrere Untersuchungen belegen. In der Studie von Veale et al. (2012) gaben etwa ein Drittel der Befragten an, ein vermeidendes Essverhalten zu haben. Auch in der Studie von Lipsitz et al. (2001) wurde das Essverhalten der befragten Personen mit Emetophobie untersucht. Drei Viertel dieser berichteten, Rituale wie beispielsweise exzessives Händewaschen rund um die Nahrungsaufnahme durchzuführen oder sich in ihrer Nahrungsmittelauswahl und Portionsgröße einzuschränken. Viele der Befragten gaben außerdem an, außerhalb der eigenen Wohnung nicht zu essen oder lediglich Lebensmittel, die sie selbst als sicher betrachteten, zu sich zu nehmen. In der Übersichtsarbeit von Keyes et al. (2018) zeigte sich, dass 63,1 % aller eingeschlossenen Personen den Verzehr von Lebensmitteln von Salatbars oder Buffets vermieden, während 54,1 % der Personen das Essen in Restaurants vermieden. Personen mit Emetophobie vermeiden außerdem häufig Nahrungsmittel, die durch eine leichte Verderblichkeit gekennzeichnet sind (Abbildung 4).

Das Vermeidungsverhalten in Bezug auf die Nahrungsaufnahme bezieht sich allerdings nicht nur auf die Art und Menge der Lebensmittel, die konsumiert werden, sondern auch auf die Lebensumstände. In bestimmten Lebensphasen, die beispielsweise durch Stress oder andere körperliche oder emotionale Zustände gekennzeichnet sind, verstärkt sich bei vielen Menschen mit Emetophobie das restriktive Essverhalten (Veale et al., 2012). In einigen Fallstudien wird auch davon berichtet, dass Personen, die sehr schwer von der Emetophobie betroffen sind, gar keine Nahrungsmittel mehr zu sich nehmen, weshalb in diesen Fällen eine künstliche Ernährung notwendig wird (Williams et al., 2011). In sehr seltenen Fällen schränken Menschen mit Emetophobie sogar ihr Trinkverhalten bis auf ein Minimum ein. Ein solch restriktives Ernährungsverhalten kann mit schweren gesundheitlichen Folgen einhergehen (Kannappan & Middleman, 2020).

In der Studie von Veale et al. (2012), in der sich die Forschenden hauptsächlich mit abweichenden Ernährungsmustern von Betroffenen beschäftigten, wurden 94 Personen mit Emetophobie, davon 88 Frauen und sechs Männer, in zwei Gruppen eingeteilt. Die erste Gruppe, im Folgenden „nicht vermeidende Gruppe" genannt, umfasste 62 Personen, die angegeben hatten, ihr Essverhalten aufgrund der Emetophobie nicht einzuschränken. Die zweite Gruppe, im Folgenden „vermeidende Gruppe" genannt, umfasste 32 Personen, die berichtet hatten, ihr Essverhalten aufgrund der Emetophobie beträchtlich einzuschränken. 70 der 94 Personen waren damit einverstanden, von den Forschenden interviewt zu werden. Bei diesen konnte die Diagnose Emetophobie auf Basis eines diagnostischen Interviews gestellt werden. Bei den verbleibenden 24 Personen basierte die Diagnose Emetophobie auf den eigenen Angaben der Befragten. Der Tabelle 1, die der Studie von Veale et al. (2012) entstammt und leicht modifiziert wurde, sind die Verhaltensweisen der befragten Betroffenen, die mit einem gestörten Essverhalten aufgrund der Emetophobie zusammenhängen, in ihrer prozentualen Häufigkeit zu entnehmen.

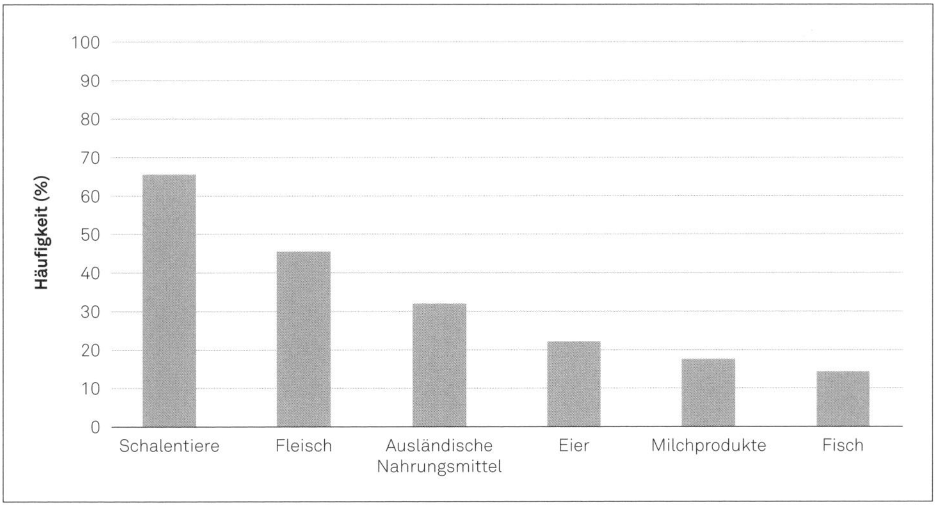


**Abbildung 4:** Häufigkeit vermiedener Nahrungsmittel bei Personen mit Emetophobie nach Keyes et al. (2018)

**Tabelle 1:** Verhaltensweisen von Personen mit Emetophobie, die aufgrund der Angst zu erbrechen ihr Essverhalten einschränken, und von Personen mit Emetophobie, die ihr Essverhalten nicht einschränken, nach der Studie von Veale et al. (2012)

| **Verhalten** | | **Gesamtheit der befragten Personen mit Emetophobie (%)** | **Vermeidende Gruppe (%)** | **Nicht vermeidende Gruppe (%)** |
|---|---|---|---|---|
| **Gestörte Essverhaltensweisen** | Übermäßiges Riechen an Lebensmitteln oder Überprüfung der Frische und des Mindesthaltbarkeitsdatums | 82,8 | 93,5 | 77,4 |
| | Lebensmittel übermäßig lang kochen | 62,4 | **80,6** | **53,2** |
| | Rituale oder Zählen, um sich selbst vom Erbrechen abzuhalten | 28,3 | 33,3 | 5,8 |
| **Vermiedene Nahrungsmittel** | Meeresfrüchte | 81,4 | 87,1 | 78,2 |
| | Fleisch | 79,1 | 83,9 | 76,4 |
| | Ausländische Gerichte | 27,9 | **48,4** | **16,4** |
| | Obst und Gemüse | 27,9 | 32,3 | 25,5 |
| | Kohlenhydratreiche Lebensmittel | 19,8 | 32,3 | 25,5 |
| | Milchprodukte | 17,4 | 29,0 | 10,9 |
| | Frittierte Fast-Food-Gerichte | 10,5 | 9,7 | 10,9 |
| | Vorgekochte Speisen | 9,3 | **19,4** | **3,6** |

*Anmerkung:* Fettgedruckte Zahlen zeigen an, dass die prozentuale Häufigkeit der Personen in der vermeidenden Gruppe statistisch signifikant höher war als in der nicht vermeidenden Gruppe.

Die Ergebnisse der Studie von Veale et al. (2012) zeigen, dass diejenigen Personen, die ihr Essverhalten aufgrund der Emetophobie einschränkten, wie zu erwarten prozentual gesehen eine größere Anzahl an vermeidenden Verhaltensweisen in Bezug auf das Essverhalten sowie vermiedenen Nahrungsmittel berichteten. Dennoch wird deutlich, dass das Vermeidungsverhalten in Bezug auf das Essen bei der Emetophobie einer großen Schwankungsbreite und Individualität unterliegt. Weiterhin zeigte sich, dass 8,5 % der Teilnehmenden einen Body Mass Index (BMI) unter einem Wert von 18,5 $kg/m^2$ aufwiesen und somit als untergewichtig einzuschätzen waren (vgl. Kasten zum BMI auf Seite 67).

Der prozentuale Anteil der Teilnehmenden mit einem BMI von unter 18,5 $kg/m^2$ lag in der vermeidenden Gruppe bei 23,1 % und in der nicht vermeidenden Gruppe bei 1,8 %. Letzteres entspricht in etwa der Prävalenz von Untergewicht in der Allgemeinbevölkerung in Europa (Phelps et al., 2024). Somit ist der Anteil untergewichtiger Menschen in der Stichprobe mit Emetophobie in der Studie von Veale et al. (2012) bedeutend höher. Obwohl ein kausaler Zusammenhang nicht belegt wurde, deutet dieser erhebliche Unterschied auf die Emetophobie und besonders das restriktive Essverhalten als Ursache des Untergewichts hin.

Veale und Kolleg:innen gehen zudem davon aus, dass die Beziehung zwischen dem restriktiven Essverhalten und dem Gewichtsverlust bidirektional ist. Das bedeutet, dass der Gewichtsverlust das eingeschränkte Essverhalten beeinflusst und andersherum. Das oftmals aus dem restriktiven Essverhalten entstehende Untergewicht wird von vielen Betroffenen häufig als belastend und störend wahrgenommen (Höller et al., 2013). Dennoch mag auch diese Folge der Emetophobie eine gewisse Funktionalität besitzen, nämlich die einer emotionalen Dämpfung einhergehend mit der Reduktion der Angst.

Ein weiteres Ergebnis in der Studie von Veale et al. (2012) bezieht sich auf Korrelate des restriktiven Essverhaltens. Hierbei zeigte sich, dass der Schweregrad der Emetophobie-Symptomatik deutlich zunahm, sofern die Angst vor dem Erbrechen mit restriktivem Essverhalten einherging. Auch die körperlichen Symptome, die Personen mit Emetophobie häufig berichten, werden durch restriktives Essverhalten verstärkt, obwohl Betroffene damit eigentlich eine Symptomlinderung erreichen möchten. Durch die häufig zu geringe Nahrungsmenge erleben Menschen mit Emetophobie körperliche Empfindungen wie beispielweise Hunger. Diese Empfindungen werden allerdings meist falsch gedeutet und beispielsweise als Übelkeit interpretiert. Somit schränken Betroffene ihre Nahrungsmittelauswahl sowie die Portionsgröße weiter ein, da sie die Übelkeit oder andere körperliche Symptome als Vorläufer des Erbrechens einordnen und das restriktive Essverhalten wird weiterhin verstärkt.

In einer Studie von Höller et al. (2013) beschäftigten sich die Forschenden speziell mit dem Symptom der Übelkeit bei Emetophobie sowie dessen Zusammenhang mit dem Essverhalten. Dafür wurden insgesamt 154 Personen über das deutsche

Internetforum zur Emetophobie (www.emetophobie.de) rekrutiert, von denen 131 Personen eingeschlossen werden konnten. Die teilnehmenden Personen füllten einen von den Forschenden erstellten Fragebogen aus, mit dem aus der Emetophobie resultierende Beschwerden erhoben werden sollten. Von den insgesamt 131 befragten Personen berichteten 80,4 %, ein gestörtes Essverhalten zu haben, und 61,3 % gaben an, bestimmte Nahrungsmittel oder Gerichte aufgrund der Angst vor dem Erbrechen nicht zu essen. In der Studie wurde auch der BMI im Durchschnitt berechnet. Hierbei zeigte sich, dass der Mittelwert über alle teilnehmenden Personen hinweg bei 20,3 kg/m$^2$ lag und somit im Normalgewichtsbereich (vgl. Kasten zum BMI auf Seite 67).

Dennoch muss hierbei auch der Werteverteilung Beachtung geschenkt werden. Diese bewegte sich in einem Bereich zwischen 13,8 bis 34,5 kg/m$^2$. Hierbei hatten 37,4 % der Teilnehmenden einen BMI von unter 19 kg/m$^2$, 56,5 % einen BMI zwischen 19 und 25 kg/m$^2$ und 6,1 % der Personen mit einem BMI von über 25 kg/m$^2$. Somit kann festgehalten werden, dass nicht automatisch alle Personen mit Emetophobie von Untergewicht betroffen sind. Der Großteil der Personen mit Emetophobie liegt also im Normalgewichtsbereich, wobei dennoch auffällt, dass ein verhältnismäßig großer Teil der Befragten im Bereich des Untergewichts und ein verhältnismäßig kleiner Teil im Bereich des Übergewichts liegt. In der Gruppe derjenigen Befragten, die einen BMI von unter 19 kg/m$^2$ aufwiesen, gab der Großteil (91,8 %) an, in einem gewissen Maß an Übelkeit zu leiden (Höller et al., 2013).

Weiterhin wurden die teilnehmenden Personen in der Studie in zwei Gruppen geteilt: eine Gruppe mit Betroffenen, die angaben, stark oder häufig an Übelkeit zu leiden, und eine Gruppe mit Betroffenen, die berichteten, wenig oder selten an Übelkeit zu leiden. Die Überprüfung des BMI in beiden Gruppen zeigte, dass sich ein großer Teil der Patient:innen, die an Übelkeit litten, in der Gruppe mit Untergewicht befand, wohingegen nur ein kleiner Teil dieser Patient:innen der Gruppe mit Übergewicht zuzuordnen war. Diesen Ergebnissen zufolge scheint das Symptom der Übelkeit das Essverhalten und somit auch das Gewicht deutlich zu beeinflussen. Auch die Konsequenzen des restriktiven Essverhaltens wurden untersucht. 19,6 % der befragten Personen gaben an, aufgrund ihres Essverhaltens während ihrer beruflichen Tätigkeit oder in ihrer Freizeit unter Schwächegefühl zu leiden. 18,1 % der Teilnehmenden berichteten, nicht zusammen mit ihrer Familie essen zu können. 34,3 % vermieden das Essen in Restaurants und 33,5 % gaben an, Einladungen zu gemeinsamen Mahlzeiten abzulehnen. Einige wenige Betroffene gaben auch an, das Essen zu vermeiden, bevor sie das Haus verließen (Höller et al., 2013).

Aufgrund des restriktiven Essverhaltens wird die Emetophobie häufig mit der Anorexia nervosa verwechselt, obwohl die beiden Störungen prinzipiell leicht voneinander abzugrenzen sind. Bei der Emetophobie bezieht sich die Angst eindeutig auf die Konfrontation mit dem Erbrechen, wohingegen Menschen mit Anorexia nervosa Angst vor einer Gewichtszunahme haben. Dennoch muss auch erwähnt werden, dass es einen geringen Prozentsatz an Personen mit Emetophobie gibt, die auch die Diagnosekriterien für die Anorexia nervosa erfüllen. Allerdings gibt es zum jetzigen Zeitpunkt keine verlässlichen Prävalenzzahlen aus Studien, mithilfe derer eingeordnet werden kann, wie häufig die Kombination der beiden Erkrankungen tatsächlich ist. In Kapitel 1.5 wird die Emetophobie nochmals spezifisch von anderen Störungen abgegrenzt, da die Differenzialdiagnostik gesonderter Aufmerksamkeit bedarf. Zusammenfassend lässt sich in Bezug auf das Essverhalten bei der Emetophobie festhalten, dass dieses bei einem Großteil der Betroffenen erheblich gestört ist und mit weitreichenden Folgen auf die Lebensführung sowie die körperliche Gesundheit einhergehen kann.

### 1.4.4 Körperliche Empfindungen

Ein wichtiges Kernmerkmal bei der Emetophobie ist das Vorliegen körperlicher Empfindungen, wobei hauptsächlich gastrointestinale Reize eine wichtige Rolle spielen, da Personen mit der Angst vor dem Erbrechen besonders vulnerabel für diese Symptome sind. Aber auch andere körperliche Symptome, wie ein schneller Herzschlag oder Schwierigkeiten beim Atmen, werden von Menschen mit Emetophobie berichtet (Liebenberg & dos Santos, 2018). Dennoch scheint paradoxerweise besonders das Gefühl von Übelkeit ein hervorstechendes und äußerst häufiges Symptom bei der Angst vor dem Erbrechen zu sein (Höller et al., 2013). Im Allgemeinen scheinen Menschen mit Emetophobie bei Stress und Anspannung tendenziell mit Übelkeit zu reagieren und die Sensitivität für interozeptive und besonders gastrointestinale Reize unterscheidet Betroffene mit der Angst vor dem Erbrechen von Betroffenen anderer spezifischer Phobien (Hunter & Antony, 2009). Bei vielen Betroffenen reicht auch schon der Gedanke an eine gewisse Situation, um Übelkeit hervorzurufen. Dies ist die Folge der dauerhaften Kontrolle der eigenen körperlichen Befindlichkeit und der Hypervigilanz für interozeptive Reize aufgrund der Angst vor dem Erbrechen. Durch die verstärkte Aufmerksamkeit auf somatische Empfindungen werden normale körperliche Vorgänge wie Hunger, Schwindel oder Darmgeräusche als Vorboten von Erbrechen interpretiert.

Somit achten Betroffene noch mehr auf körperliche Vorgänge, die Anspannung und Angst steigt weiterhin an und kann in starken Angst- oder Panikzuständen resultieren. Letztlich entspricht dieser Vorgang einem Teufelskreis, der auch von anderen Störungen wie der Panikstörung bekannt ist. Die Befürchtungen bei der Panikstörung beziehen sich, anders als bei der Emetophobie, allerdings nicht primär auf das Erbrechen, sondern auf die Gedanken, zu sterben, einen Herzinfarkt zu bekommen oder verrückt zu werden. Das Prinzip der Verstärkung der Angst durch eigene Gedanken und körperliche Symptome ist allerdings ähnlich. In Abbildung 5, die in modifizierter Form dem Buch von Höller (2018) entstammt, ist dieser Teufelskreis für die Emetophobie dargestellt.

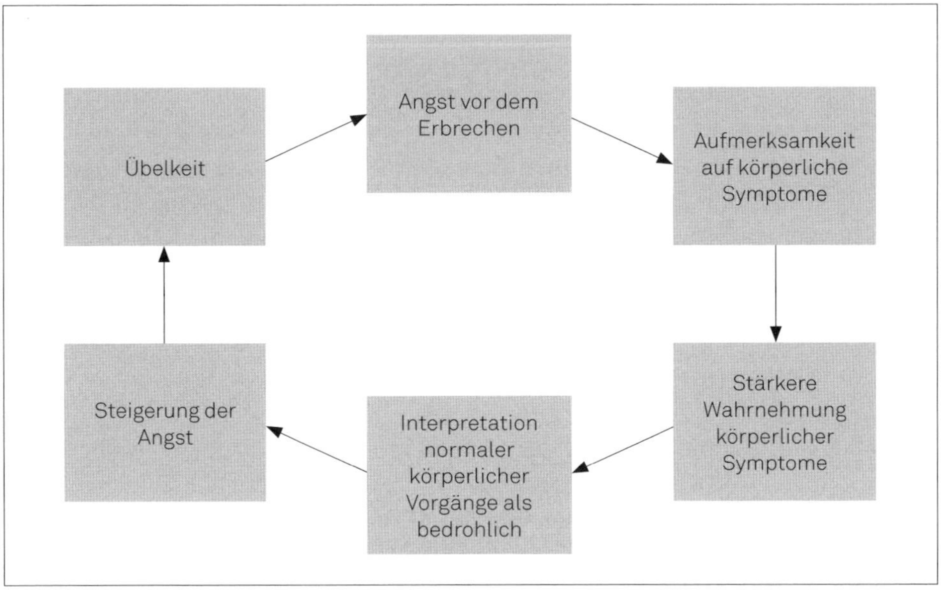


**Abbildung 5:** Teufelskreismodell der Emetophobie nach Höller (2018)

In der Studie von Höller et al. (2013) beschäftigten sich die Forschenden intensiv mit dem Symptom der Übelkeit. Ein sehr großer Teil der 131 befragten Personen gab an, generell an Übelkeit im Rahmen der Emetophobie zu leiden. Hiervon berichteten 76,7 % der Teilnehmenden, dass die Übelkeit durch Pausen unterbrochen sei, wohingegen fast ein Viertel, also 23,3 % angaben, permanent Übelkeit zu empfinden und keine Pausen zu erleben. Über 70 % der Personen mit Emetophobie gaben an, mindestens einmal pro Woche an Übelkeit zu leiden, über 40 % sogar täglich. Demnach ist festzuhalten, dass die Übelkeit im Leben Betroffener sehr häufig präsent ist.

Neben der Häufigkeit des Auftretens der Übelkeit stellt sich allerdings auch die Frage, wie intensiv diese von Betroffenen empfunden wird. Auch dies wurde in der Studie von Höller et al. (2013) untersucht. 45 % der Teilnehmenden gaben an, dass die Übelkeit so hervorstechend sei, dass sie das Gefühl hätten, sich beinahe übergeben zu müssen. 17,8 % berichteten, dass die Übelkeit so störend in manchen Situationen gewesen sei, dass sie sich lieber übergeben hätten, als die Übelkeit weiter auszuhalten. Trotz dieser Angaben gab die große Mehrheit, also 98,3 %, an, sich nicht übergeben zu müssen, wann immer sie Übelkeit empfinden. Dies lässt die Interpretation zu, dass die Übelkeit von Betroffenen zumindest teilweise überdurchschnittlich intensiv wahrgenommen, als bedrohlich fehlinterpretiert und als Vorbote von Erbrechen gedeutet wird, obwohl dieses nicht eintritt.

Darüber hinaus ist zu klären, ob die Emetophobie die Ursache für das Auftreten von Übelkeit ist oder ob nicht möglicherweise vor Beginn der Emetophobie häufig Übelkeit vorlag, was zu einer Fokussierung auf diese Empfindung geführt und in einer Angst vor Erbrechen resultiert sein könnte. In der Studie von Höller et al. (2013) wurde auch dies thematisiert und 46 % der befragten Personen berichteten, dass die Übelkeit und die Angst vor dem Erbrechen zur selben Zeit begonnen hätten. Eine nahezu gleich große Anzahl an Teilnehmenden gab an, dass die Emetophobie vor dem Auftreten der regelmäßigen Übelkeit zutage trat. Bei diesen Teilnehmenden begann die Übelkeit gemäß der in der Studie gemachten Angaben durchschnittlich 9,68 Jahre nach dem Beginn der Angst vor dem Erbrechen. Lediglich 8 % der Befragten berichteten, dass die Übelkeit bereits vor dem Beginn der Emetophobie vorlag. Der Zeitraum zwischen Auftreten der Übelkeit und dem Beginn der Erkrankung wurde auf durchschnittlich 2,7 Jahre geschätzt. Die Gesamtheit dieser Ergebnisse legt die Interpretation nah, dass die Übelkeit eng mit der Symptomatik der Emetophobie verzahnt ist und scheinbar bei vielen Betroffenen keine klar somatische Ursache für die Übelkeit vorliegt. Dennoch muss besonders bei der Deutung dieser Ergebnisse beachtet werden, dass die Emetophobie bei den meisten Personen im früheren Kindesalter beginnt. Das durchschnittliche Alter der Studienteilnehmenden lag allerdings bei 26,5 Jahren. Somit ist denkbar, dass gewisse Verzerrungen in der Erinnerung an den Beginn der Krankheit und die damit verbundene frühe Symptomatik vorliegen können.

Weiterhin stellt sich die Frage, wie sich von der Emetophobie betroffene Personen die regelmäßig auftretende Übelkeit erklären, besonders, wenn diese selbst noch nicht von dem Vorliegen der Erkrankung und der daraus resultierenden körperlichen Symptome wissen. Auch dies untersuchten die Forschenden in der Studie von Höller et al. (2013). Um der Ursache der körperlichen Symptomatik auf den Grund zu gehen, berichten viele der Betroffenen von umfangreichen medizinischen Konsultationen. 13,5 % der Teilnehmenden gaben an, keine Diagnose von Ärzt:innen erhalten zu haben, 6,3 % erhielten eine somatische Diagnose, der Hälfte, also 50 %, wurde eine psychologische Ursache attestiert und 30,2 % berichteten, sowohl eine somatische als auch eine psychologische Diagnose erhalten zu haben. Die in der Studie berichteten Diagnosen waren das Reizdarmsyndrom (20,5 %), Angststörungen im Allgemeinen (11,9 %), Gastritis (8,8 %) und Essstörungen (5,5 %).

Einzelne Teilnehmende berichteten auch von anderen unspezifischen Diagnosen bzw. Ursachen wie Depression, Somatisierung, psychosomatische Symptome, Allergien und Pilzinfektionen des Darms. Dieses breite Spektrum an fälschlich vergebenen Diagnosen oder attestierten Ursachen zeigt auf, dass die Emetophobie speziell unter Ärzt:innen, aber auch unter Psychotherapeut:innen nicht sonderlich bekannt zu sein scheint. Somit wechseln viele Betroffene immer wieder die ärztliche Ansprechperson und betreiben Ärzt:innenhopping, um doch noch eine adäquate Diagnose zu erhalten. In der Studie von Höller et al. (2013) gaben über

70 % der Teilnehmenden mit Emetophobie an, schon mindestens einmal einen:eine Ärzt:in aufgrund von Übelkeit konsultiert zu haben, über 30 % sogar mehr als zehnmal.

Dementsprechend könnte das Ärzt:innenhopping und somit die Belastung der betroffenen Einzelpersonen wie auch des Gesundheitssystem reduziert werden, wenn zukünftig mehr ärztliches und psychotherapeutisches Fachpersonal Kenntnis von der Emetophobie und ihrer Phänomenologie hätte. Neben den umfangreichen ärztlichen Konsultationen gaben allerdings auch 81,3 % der teilnehmenden Personen mit Emetophobie an, selbstständig Theorien zu den Situationen und Umständen entwickelt zu haben, die bei ihnen zu einem Gefühl von Übelkeit beitragen. Die von den Teilnehmenden genannten Situationen und Umstände sind Abbildung 6 in ihrer prozentualen Häufigkeit zu entnehmen. Auch in anderen Studien wurde berichtet, dass mehr als die Hälfte der Teilnehmenden die Übelkeit auf eine physiologische Ursache zurückführte, da diese nicht wissen, dass die Übelkeit eine Konsequenz der Hypervigilanz auf gastrointestinale Symptome ist. Gleichzeitig wurden aber auch andere Gründe wie Sorge um die eigene Gesundheit, Stress oder Ereignisse im sozialen Netzwerk genannt (Veale, 2009; Veale & Lambrou, 2006).

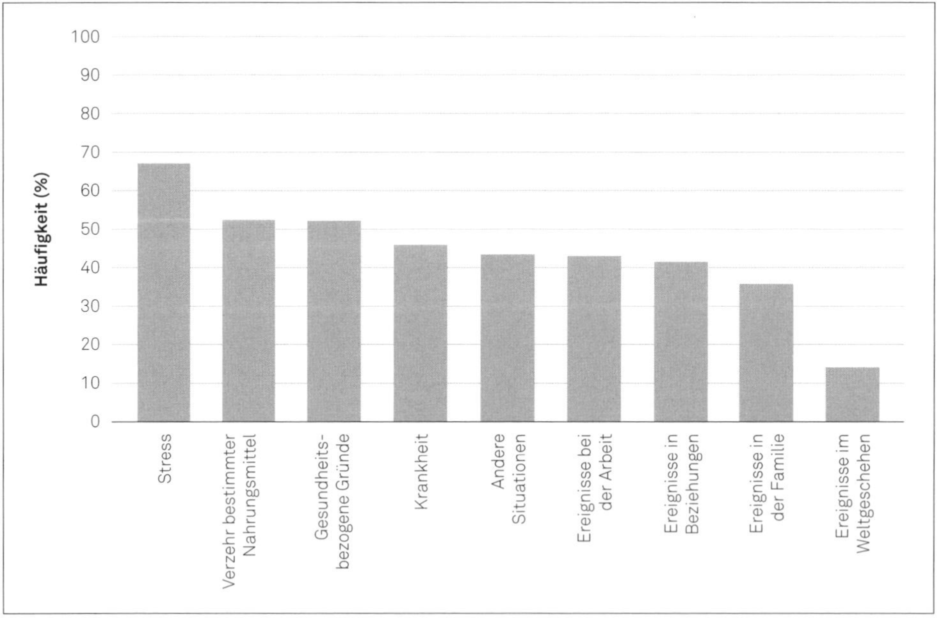


**Abbildung 6:** Situationen und Umstände, die von Personen mit Emetophobie in der Studie von Höller et al. (2013) als mögliche Gründe für Übelkeit genannt wurden

Wie die berichteten Studien durch ihre Ergebnisse bereits belegen konnten, ist die Übelkeit als Symptom der Emetophobie sehr häufig präsent. Daraus ergibt sich die Fragestellung, als wie belastend und einschränkend Betroffene dieses Symptom wahrnehmen. In der Studie von Höller et al. (2013) berichteten mehr als die Hälfte der 131 Befragten, dass ihr alltägliches Leben durch die Übelkeit beeinträchtigt sei. Obwohl die Übelkeit bei Menschen mit Emetophobie in den meisten Fällen nicht zu tatsächlichem Erbrechen, auch aufgrund des umfassenden und auch sehr effektiven Vermeidungsverhaltens, führt, ist dieses mit einem hohen Maß an Beeinträchtigung und Angst verbunden. Zusammenfassend lässt sich festhalten, dass körperliche Empfindungen und besonders das Symptom der Übelkeit bei Menschen mit Emetophobie überdurchschnittlich häufig vorliegen und mit großen Beeinträchtigungen in der alltäglichen Lebensführung einhergehen. Dennoch scheinen meist keine organischen Gründe vorzuliegen, sondern psychologische Ursachen wie eine Hypervigilanz auf körperliche Symptome verursachen die körperlichen Symptome.

### 1.4.5 Ekel

Erbrechen löst natürlicherweise ein Ekelgefühl aus. Diese Empfindung ist eine wichtige biologische Funktion, die der Prävention von Krankheiten dient. Beispielsweise kann Ekel verhindern, dass man ungenießbare Nahrung zu sich nimmt und damit eine potenzielle Lebensmittelvergiftung riskiert. Die Fähigkeit zur Empfindung von Ekel ist jedem Menschen angeboren und auch der Gesichtsausdruck ist universell: die Nase wird gerümpft, die Oberlippe zieht nach oben und die Mundwinkel wandern nach unten. Dennoch ist davon auszugehen, dass die Ekelreaktion und besonders deren Auslöser nicht angeboren sind, sondern erlernt werden. Dies ist besonders an Babys und kleineren Kindern zu beobachten, die beispielsweise auf dem Spielplatz Würmer oder Kot in den Mund nehmen und dennoch keinen Ekel empfinden. Erst mit einigen Jahren erlernen Kinder ein Ekelgefühl, das stark von der Kultur geprägt ist, in der sie sozialisiert werden und aufwachsen. Somit gibt es nur wenige universale Reize, die in vielen Kulturen gleichermaßen Ekel auslösen. Der Akt des Erbrechens und Erbrochenes allerdings sind Reize, die universell als ekelerregend empfunden werden, da diese mit einem hohen Ansteckungspotenzial einhergehen.

Im Rahmen der wissenschaftlichen Betrachtung von Ekel wird zwischen der Ekelneigung (disgust propensity) und der Ekelempfindlichkeit (disgust sensitivity) unterschieden (Meule, 2025). Die Ekelneigung beschreibt die Tendenz, mit der Ekel aufgrund einer niedrigen Ekelschwelle empfunden wird. Die Ekelempfindlichkeit bezeichnet die Tendenz, die Erfahrung von Ekel als negativ zu bewerten. Höller et al. (2013) berichteten in ihrer Studie, dass bei Menschen mit Emetophobie sowohl die Ekelneigung als auch die Ekelempfindlichkeit höher ist als bei Personen ohne Angst vor dem Erbrechen. Somit könnte der Ekel eine tragende Rolle sowohl in der Krankheitsentstehung als auch in der Aufrechterhaltung spielen.

Auch Verwoerd et al. (2016) berichten in ihrer Untersuchung, dass eine höhere Ekelneigung und Ekelempfindlichkeit mit stärkeren Emetophobie-Symptomen einhergehen. Van Overveld et al. (2008) geben in ihrer Studie an, dass vor allem zwischen der Ekelempfindlichkeit und der Intensität emetophobischer Beschwerden eine starke Assoziation besteht. Weiterhin wird in Studien davon ausgegangen, dass die höhere Ekelneigung bei Menschen mit Emetophobie dazu beiträgt, dass diese eher dazu tendieren, Situationen zu vermeiden, die möglicherweise Übelkeit hervorrufen könnten. Letztlich kann davon ausgegangen werden, dass das Gefühl von Ekel bei der Angst vor dem Erbrechen eine wichtige Rolle spielt, allerdings sind aufgrund der unzureichenden Forschungslage noch wenig eindeutige Zusammenhänge erkennbar.

### 1.4.6 Kontrollüberzeugungen

Kontrollüberzeugungen beschreiben das Ausmaß, in dem Menschen glauben, dass sie im Gegensatz zu extern verursachten Situationen und Faktoren, die sich dem eigenen Einfluss entziehen, die Kontrolle über den Ausgang von Ereignissen in ihrem Leben haben. Menschen mit einer internalen Kontrollüberzeugung sind der Meinung, dass Ereignisse und Situationen stark durch ihre eigenen Fähigkeiten und Anstrengungen hervorgerufen werden. Diese Menschen denken somit, dass sie selbst Einfluss auf den Erfolg oder Misserfolg einer Situation nehmen. Im Gegensatz dazu sind Menschen mit einer externalen Kontrollüberzeugung der Ansicht, dass der Ausgang einer Situation auf externen Faktoren oder Glück und Schicksal basiert. Sowohl internale als auch externale Kontrollüberzeugungen sind zeitlich eher stabil und beeinflussen, wie Personen Situationen, die sie im Laufe ihres Lebens erleben, interpretieren. Kontrollüberzeugungen sind eine nicht zu vernachlässigende Variable in der Persönlichkeit eines Menschen und können ein kognitiver Vulnerabilitätsfaktor in der Entstehung und Aufrechterhaltung psychischer Störungen sein (Hong & Cheung, 2015; Jeronimus et al., 2013).

Somit konnte in Studien gezeigt werden, dass externale Kontrollüberzeugungen ein Risikofaktor für den Beginn einer Angststörung oder Depression sein können (Hoehn-Saric & McLeod, 1985). Dennoch berichten Davidson et al. (2008) in ihrer Studie, dass Personen mit Emetophobie im Vergleich zu Menschen mit anderen spezifischen Phobien oder nicht phobischen Kontrollpersonen stärkere internale Kontrollüberzeugungen in Bezug auf mit der Gesundheit assoziierte Aspekte haben.

Dementsprechend sind Menschen mit Emetophobie davon überzeugt, dass das Gefühl von Übelkeit und das Erbrechen als solches ihrer Beeinflussung unterliegt. Durch das umfassende und tatsächlich auch effektive Vermeidungsverhalten versuchen Betroffene mit allen ihnen zur Verfügung stehenden Mitteln, die Konfrontation mit dem Erbrechen zu verhindern. Dies ist mit großen Anstrengungen verbunden und auf physiologischer Ebene, gerade, wenn auch gewisse somatische Ursachen vorliegen, sehr schwierig. Somit ist das Arousal, also der Grad der Aktivierung des zentralen Nervensystems, höher als das Arousal, das durch den eigentlichen Akt des Erbrechens generiert werden würde. Personen mit Emetophobie könnten sich theoretisch auch für das Erbrechen im Sinne einer adaptiven Wahl entscheiden, was sie allerdings nicht tun. Folglich sind Menschen mit der Angst vor dem Erbrechen nicht dazu bereit, den Wunsch nach Aufrechterhaltung der Kontrolle aufzugeben und sich potenziellem Erbrechen und somit einem wahrgenommenen Kontrollverlust zu stellen.

### 1.4.7 Emotionale Beweisführung

Eine Studie von Petell und Bilsky (in Druck) untersuchte, ob ein Zusammenhang zwischen Schwierigkeiten in der Emotionsregulation und Emetophobie besteht. Die Ergebnisse der Untersuchung lieferten erste Hinweise auf einen solchen Zusammenhang, wenngleich die Effektstärke gering war. Ein Aspekt, der zur Emotionsregulation gehört, ist die emotionale Beweisführung. Diese bezeichnet die dysfunktionale Tendenz, subjektive Reaktionen oder Gefühle zu nutzen, um aus diesen Schlussfolgerungen und in objektiv sicheren Situationen falsche Schlüsse über drohende Konsequenzen zu ziehen. Ein allgemeines Beispiel hierfür wäre, dass eine Person Eifersucht und Misstrauen verspürt und daraus schlussfolgert, dass der eigene Partner fremdgeht, ohne konkrete Anhaltspunkte dafür zu haben. Emotionale Beweisführung ist eine kognitive Verzerrung und verhindert das Sammeln korrigierender Erfahrungen, die Überzeugungen infrage stellen könnten. Besonders Personen mit Angststörungen sind für diese Art der kognitiven Verzerrung anfällig, da diese aufgrund ihrer körperlichen und kognitiven Angstreaktionen auf eine Gefahr schließen. Ein typisches Beispiel hierfür wäre: „Wenn ich mich ängstlich fühle, muss eine tatsächliche Gefahr vorliegen.“ Diese Art, Reaktionen zu interpretieren, erschwert die Erkennung falscher Alarme und kann somit darin resultieren, dass der Bedrohungswert eines gefürchteten Reizes oder einer gefürchteten Situation bestätigt wird.

Obwohl zur emotionalen Beweisführung bei der Emetophobie noch wenige Befunde aus der Forschung vorliegen, kann davon ausgegangen werden, dass diese bei der Angst vor dem Erbrechen eine gewisse Relevanz hat. Dysfunktionale Gedanken, Überzeugungen oder auch körperliche Symptome und Angstreaktionen, die mit der konkreten Furcht vor dem Erbrechen assoziiert sind, werden dementsprechend als real interpretiert. Zwei Beispiele hierfür sind: „Wenn ich mich ängstlich fühle, muss eine Gefahr bestehen“ oder „Wenn ich mich ekle, werde ich krank und muss mich übergeben“ (Arntz et al., 1995; Verwoerd et al., 2013; Verwoerd et al., 2016). Da die kognitiven und körperlichen Angstreaktionen bei der Emetophobie für die Betroffenen zwar unangenehm, aber objektiv ungefährlich sind, wird durch diese ein falscher Alarm ausgelöst, der zum Fortbestehen der phobischen Gedanken und Überzeugungen beiträgt. Wenn Menschen mit Emetophobie ihre Angst- und Ekelgefühle fälschlicherweise als bedrohlich interpretieren, nutzen sie ihre emotionale Reaktion als Input im Validierungsprozess der dysfunktionalen kognitiven und physiologischen Empfindungen und geraten in den Teufelskreis der Angst.

Eine Studie, in der die emotionale Beweisführung bei der Angst vor dem Erbrechen untersucht wurde, stammt von Verwoerd et al. (2016). Sowohl Personen mit hoher als auch niedriger Angst vor dem Erbrechen wurde eine Reihe von objektiv ungefährlichen Skripten, beispielsweise einem Krankenhausbesuch, vorgelegt, die sich durch das Vorhandensein bzw. das Fehlen einer Ekel-/Angstreaktion unterschieden. Anschließend bewerteten die Teilnehmenden die Szenarien hinsichtlich der wahrgenommenen Gefahr, des Kontaminationsrisikos und des Risikos, krank zu werden. Die Ergebnisse der Studie wiesen darauf hin, dass Menschen, die sich angeekelt oder ängstlich fühlen, eine allgemeine Tendenz haben, diese emotionalen Reaktionen zu nutzen, um auf eine Gefahr sowie ein erhöhtes Risiko einer Kontamination zu schließen. Diese Art der emotionalen Beweisführung ist allerdings nicht spezifisch für die Angst vor dem Erbrechen. Dennoch zeigte die Studie ebenfalls, dass Personen mit hoher Angst vor dem Erbrechen die negativen Folgen überschätzen, die mit Ekel oder Angst verbunden sind. Dementsprechend kann geschlussfolgert werden, dass die auf Angst oder Ekel basierende emotionale Beweisführung im Grunde eine adaptive Funktion zum Schutz des Individuums vor potenzieller Ansteckung und Krankheit hat, aber dass diese Denkweise in stark ausgeprägter Form dysfunktional werden kann, was besonders die Persistenz der Angst vor dem Erbrechen fördert.

### 1.4.8 Autobiografische Erinnerungen

Keyes et al. (2018) berichten in ihrer systematischen Übersichtsarbeit davon, dass ein großer Teil (80,6 %) der Menschen mit Emetophobie intrusive Gedanken in Bezug auf das Erbrechen erlebt. Einerseits gehören dazu intrusive Erinnerungen an bereits erlebte Momente, in denen sich Betroffene selbst erbrochen haben oder andere Personen dabei gesehen haben. Andererseits werden darunter auch sich aufdrängende Vorstellungen und Worst-Case-Szenarios zukünftiger Situationen, in denen Erbrechen eine Rolle spielt, verstanden. Das Erleben gewisser Hinweisreize, die durchaus individueller Natur sein können und für Betroffene mit dem Erbrechen assoziiert sind, führen zu einer hohen wahrgenommenen Erregung und somit der Angst vor dem Erbrechen, was häufig in der Imagination von Worst-Case-Szenarien und der Aktivierung autobiografischer Erinnerungen resultiert (Price et al., 2012; Veale, Murphy et al., 2013). Betroffene erleben allerdings nicht nur intrusive visuelle, sondern auch multisensorische Erinnerungen. Dementsprechend werden erinnerte visuelle Episoden von Erbrechen lebhaft mit Geräuschen, Gerüchen und physischen Empfindungen in Verbindung gebracht.

Bei Menschen mit Emetophobie verschmelzen vergangene aversive Erinnerungen häufig mit aktuellen Momenten und Erlebnissen, sodass vergangene Situationen wiedererlebt werden, als ob sie sich tatsächlich wiederholen würden. Dies trägt dazu bei, dass die Angst vor dem Erbrechen mittel- und langfristig aufrechterhalten wird. Zudem werden die visuellen Eindrücke und Bilder mit einer höheren Emetophobie-Symptomatik, stärkeren Einschränkungen im Essverhalten, höherer Zwangssymptomatik sowie Gesundheitsängstlichkeit und erheblichen Beeinträchtigungen in der adaptiven Funktionsweise der Betroffenen in Verbindung gebracht (Price et al., 2012). Veale et al. (2013) führten eine Studie zur Thematik autobiografischer Erinnerungen bei der Angst vor dem Erbrechen durch und konnten Daten von insgesamt 94 Personen mit der Diagnose Emetophobie erheben. Die Ergebnisse zeigten, dass sich mehr Teilnehmende mit Emetophobie im Gegensatz zu einer Kontrollgruppe an mindestens eine Situation, in der sie selbst erbrochen hatten, erinnern konnten.

Außerdem konnten sich die Teilnehmenden mit Emetophobie an einen Moment eigenen Erbrechens erinnern, in dem sie deutlich jünger waren als die Teilnehmenden der Kontrollgruppe. Weiterhin konnten sich Betroffene an signifikant weniger Momente erinnern, in denen sie sich übergeben mussten, als die Personen der Kontrollgruppe. Dennoch beschrieben diese die erinnerten Momente des Erbrechens als leidvoller als Teilnehmende der Kontrollgruppe. Personen mit Emetophobie scheinen sich aber nicht nur gut an Situationen mit eigenem Erbrechen, sondern auch Momente, in denen sich andere Personen übergeben haben, erinnern zu können. Dementsprechend gaben 87,4 % der teilnehmenden Betroffenen an, sich an mindestens einen Moment erinnern zu können, in dem sich eine andere Person übergeben hat. Lediglich ein Viertel, also 23,6 % der Personen aus der Kontrollgruppe waren dazu in der Lage. Weiterhin konnten sich 9 % der Teilnehmenden mit Emetophobie und lediglich 2 % der Teilnehmenden der Kontrollgruppe an 10 Ereignisse erinnern, bei denen ein anderer Mensch sich übergeben hat. Zudem gaben Betroffene an, die erinnerten Situationen, in denen sich andere Personen übergeben hatten, als unangenehmer empfunden zu haben als Personen aus der Kontrollgruppe.

Eine mögliche Erklärung für diese Befunde ist, dass Personen mit Emetophobie häufiger in Situationen geraten, in denen sich andere Menschen übergeben müssen. Wahrscheinlicher ist jedoch, dass hierbei gewisse Verzerrungen der Erinnerung vorliegen, da Menschen mit Emetophobie ihre Aufmerksamkeit selektiv auf subjektiv als gefährlich eingeschätzte Stimuli, die mit dem Erbrechen assoziiert sind, richten. Zudem ist davon auszugehen, dass Personen ohne die Angst vor dem

Erbrechen Situationen, in denen sich andere Menschen übergeben mussten, wieder vergessen haben, da sie diese nicht als für sich relevant einordnen.

Weiterhin erfragten die Forschenden in der Studie von Veale et al. (2013) auch, welche Folgen und Konsequenzen auf vergangenes eigenes Erbrechen der Betroffenen folgten. Hierbei konnten sich die Teilnehmenden mit Emetophobie an drei mögliche Arten der Konsequenzen erinnern: interpersonale, gesundheitliche oder emotionale und die Verknüpfung mit einem eigentlich zusammenhangslosen Lebensereignis. In Tabelle 2 sind Beispiele für diese drei Formen der Konsequenzen dargestellt, die die teilnehmenden Befragten mit Emetophobie in der Studie von Veale et al. (2013) berichteten.

**Tabelle 2:** Genannte Konsequenzen auf vergangenes eigenes Erbrechen der befragten Personen nach der Studie von Veale, Murphy et al. (2013)

| Konsequenzen | Beispiele |
|---|---|
| Interpersonal | • „Mein Vater wurde wütend und hat mich angeschrien."<br>• „Mein Lehrer schimpfte mit mir."<br>• „Meine Schwester und ein Kind lachten über mich."<br>• „Mein Vater sah mich und ich spürte seinen Ekel." |
| Gesundheitlich oder emotional | • „Ich wurde alleine auf der Toilette gelassen und hatte Angst."<br>• „Ich bin danach zusammengebrochen."<br>• „Ich dachte, ich wäre fast gestorben." |
| Verknüpfung mit einem eigentlich zusammenhangslosen Lebensereignis | • „Meine Eltern hatten sich gerade getrennt."<br>• „Ich war bestürzt, als ich erfuhr, dass mein Bruder im Teenageralter Krebs hatte."<br>• „Meine Großmutter brachte mich zum Geschäft meines Vaters und dort war ein Fenster eingeschlagen, da es in der Nacht zuvor erfolglos mit einer Benzinbombe beschossen worden war."<br>• „Ich hatte in der gleichen Nacht einen Streit mit jemandem." |

Bei Betroffenen, die hauptsächlich Angst vor dem Erbrechen anderer Personen hatten, ergab sich eine weitere Kategorie an möglichen Konsequenzen: gesundheitliche oder emotionale Folgen für andere Personen. Die folgenden Sätze stammen wieder aus der Studie von Veale et al. (2013) und wurden von teilnehmenden Betroffenen geäußert: „Das sich erbrechende Kind weinte und hatte Angst", „Meine Tochter musste von meiner Mutter betreut werden, als sie sich immer wieder übergeben musste, was für sie sehr belastend war, da sie mich bei sich haben wollte", „Mein Großvater ist gestorben, weil er krank war".

Zusammenfassend lässt sich festhalten, dass die wissenschaftlichen Befunde zu autobiografischen Erinnerungen bei Emetophobie nahelegen, dass Betroffene häufig intrusive Erinnerungen, die mit dem Erbrechen assoziiert sind, in Hier-und-Jetzt-Qualität erleben und dadurch in ihrer Lebensführung beeinträchtigt werden. Zudem ist anzunehmen, dass die Erinnerungen Betroffener gewissen Verzerrungen unterliegen, die dazu führen, dass Momente, die mit Erbrechen assoziiert wurden, verstärkt erinnert werden.

### 1.4.9 Beeinträchtigungen und Lebensqualität

Die Emetophobie ist für diejenigen Personen, die darunter leiden, keineswegs eine triviale Erkrankung. Das Gegenteil ist der Fall: Die Angst vor dem Erbrechen scheint eine Erkrankung zu sein, die mit einer größeren Beeinträchtigung der Lebenszufriedenheit als andere spezifische Phobien einhergeht (Meule et al., 2025). Dies liegt möglicherweise daran, dass Spinnen, Höhen oder auch andere furchtauslösende Reize bei anderen spezifischen Phobien leichter vermieden werden können. Bei der Emetophobie allerdings ist die Möglichkeit, sich selbst übergeben zu müssen oder eine andere Person dabei zu beobachten, theoretisch in jedem Moment gegeben. Somit ist die Vermeidung mit großen Aufwänden und Mühen verbunden und dennoch kann niemals vollkommen ausgeschlossen werden, mit dem Erbrechen konfrontiert zu werden.

Die Folgen für die Lebensführung der Menschen mit Emetophobie liegen somit auf einem breiten Spektrum, das von leicht bis extrem reicht. Nach Keyes et al. (2018) berichten die meisten Personen mit Emetophobie über Beeinträchtigungen im sozialen Bereich (beispielsweise Vermeiden von Partys, auf denen Alkohol konsumiert wird: 62 %), im beruflichen Bereich (beispielsweise häufiges Fernbleiben von der Arbeit: 19,6 %), im Bildungsbereich (beispielsweise Schwänzen von Schulunterricht: 9 %), im Freizeitbereich (beispielsweise Schwierigkeiten beim Reisen oder Aufsuchen neuer Orte: 70 %) und im häuslichen und ehelichen Bereich (beispielweise Aufschub einer Schwangerschaft oder Alleinsein mit den eigenen Kindern: 34 %). Da die Symptome der Angst vor dem Erbrechen beständig und intrusiv sind, erleben viele Betroffene diese auf täglicher Basis als störend und beeinträchtigend.

Besonders das Symptom der Übelkeit scheint problematisch zu sein und beeinträchtigt die Lebensqualität der Menschen mit Emetophobie in besonderer Form (Hasler et al., 2013; Höller et al., 2013). Dennoch ist die Forschungslage zur Lebensqualität von Menschen mit Emetophobie unzureichend. Als gesichert kann lediglich angesehen werden, dass die Lebensbereiche, die Betroffene als durch die Emetophobie beeinträchtigt wahrnehmen, beträchtlich zwischen verschiedenen Personen variieren. Dennoch kann festgehalten werden, dass die Symptomatik einen enormen Einfluss auf die Lebensgestaltung der meisten Betroffenen hat.

### 1.4.10 Charakteristische Verhaltensweisen

Die Emetophobie ist eine äußerst facettenreiche Erkrankung, die durch eine Vielfalt an Verhaltensweisen gekennzeichnet ist und sich in den verschiedensten Lebensbereichen Betroffener widerspiegelt. In den folgenden Kästen ist daher eine umfangreiche Übersicht über die häufigsten Symptome und Verhaltensweisen von Personen mit Emetophobie dargestellt, die in modifizierter Form dem Buch von Russ und Christie (2023) entnommen ist. Hierbei muss jedoch beachtet werden, dass die Übersicht keineswegs als erschöpfend angesehen werden kann. Zudem fällt auf, dass einige Verhaltensweisen aus der Übersicht gegensätzlich erscheinen mögen. Dies geht darauf zurück, dass nicht jeder:jede Betroffene dieselben Situationen mit der Angst vor dem Erbrechen assoziiert und die Emetophobie sich trotz großer Übereinstimmungen bei jeder betroffenen Person anders zeigt. Jedem genannten Symptom und jeder genannten Verhaltensweise bei der Emetophobie ist allerdings gemein, dass Betroffene diese aufgrund der Angst vor dem Erbrechen empfinden oder ausführen.

**Häufige Symptome und Verhaltensweisen von Personen mit Emetophobie (modifiziert nach Russ & Christie, 2023)**

Angst vor

*... anderen Personen und ihren Handlungen sowie Tieren*

- Kranke oder verletzte Personen unabhängig von ihrem Zustand, da Erbrechen ein Symptom zahlreicher Krankheiten sein kann;
- Kinder, da diese häufiger (ohne Vorwarnung) erbrechen;
- Personen, die die folgenden Handlungen ausführen: husten, rülpsen, sich an den Bauch fassen, sich nach unten beugen, neben einem Auto am Straßenrand stehen;
- Personen, die krank waren sowie ihre persönlichen Gegenstände, Kontaktstellen und Wohnungen;
- Tiere, die sich erbrechen.

*... Situationen und Reizen*

- Alles, was mit einem Virus kontaminiert sein könnte (Gegenstände, Möbel, Türklinken usw.);

- Öffentliche Toiletten, da jemand dort hineingehen und sich übergeben könnte oder sich jemand zuvor bereits dort übergeben hat;
- Auswärts essen oder Nahrung zu sich nehmen, die man nicht selbst zubereitet hat;
- Einbruch der Dunkelheit oder Schlafenszeit, da dies Erinnerungen hervorrufen kann, dass sich Betroffene möglicherweise als Kind nachts übergeben hatten;
- Erbrechen in Filmen oder im Fernsehen sehen;
- Von Erbrechen in Büchern oder Artikeln lesen;
- Jegliche Form von Reisen mit dem Flugzeug, dem Schiff, dem Zug oder dem Auto;
- Situationen, in denen Betroffene im Mittelpunkt stehen oder vor anderen Personen sprechen müssen, da sie sich aufgrund der Nervosität erbrechen könnten;
- Psychotherapeutische Behandlung, da in dieser über das Erbrechen sowie die Angst davor gesprochen wird und Konfrontationen damit stattfinden;
- Krankenhäuser, Zahnarztpraxen, Arztpraxen, Pflegeeinrichtungen;
- Vergnügungsparks;
- In die Schule oder an andere öffentliche Orte gehen;
- Herbst und Winter, da Menschen in diesen Monaten häufiger erkranken;
- Eigene Schwangerschaft aufgrund Übelkeit während der Schwangerschaft und Geburt sowie Frauen, die schwanger sind.

*... dem Konsum von Nahrungsmittel und Getränken sowie der Einnahme von Medikamenten*

- Speisen und/oder Getränke, die mit Erbrechen in Verbindung gebracht werden (in der Vergangenheit bei sich selbst oder bei anderen);
- Möglichkeit des Verschluckens und anschließenden Erbrechens;
- Einnahme von Medikamenten, bei denen Übelkeit oder Erbrechen als Nebenwirkungen aufgeführt sind;
- Anästhesie aufgrund von Nebenwirkungen;
- Alkoholkonsum und somit auch Veranstaltungen, bei denen andere Menschen Alkohol konsumieren.

*... interozeptiven Reizen*

- Gastrointestinale Empfindungen: Übelkeit, Völlegefühl, Blähungen, Krämpfe, Unwohlsein, Hunger, Aufstoßen, Durchfall;
- Engegefühl oder Kloß im Hals;
- Schwindelgefühl, Kopfschmerzen;
- Hitzegefühl, Fieber;
- Schmerzen im Allgemeinen.

**Reaktionen, die Personen mit Emetophobie zeigen, wenn sie Angst vor dem Erbrechen verspüren (modifiziert nach Russ & Christie, 2023)**

- Dissoziation, Unfähigkeit zu denken, Weinen, Schreien, Umherlaufen, Betteln um Hilfe.
- Selbstschädigende Verhaltensweisen, die nicht mit dem Ziel, sich zu suizidieren, durchgeführt werden: Kratzen, Haare ausreißen, Schneiden, vorgetäuschte Suizidversuche.
- Schädigung anderer Personen oder von fremdem Eigentum.
- Starke Gefühle von Wut, Frustration, Scham, Schuld und Verzweiflung, weil Betroffene sich nicht verstanden oder unterstützt fühlen.

**Sicherheitsverhaltensweisen (modifiziert nach Russ & Christie, 2023)**

*Überprüfen*

- Hypervigilanz und Absuchen einer Menschenmenge oder Gruppe nach Personen, die krank aussehen.
- Grübeln darüber, wie die eigene Befindlichkeit ist.
- Überprüfen der Körpertemperatur.
- Häufige Rückversicherungen bei Bezugspersonen bezüglich des eigenen Gesundheitszustandes.
- Häufiges Nachfragen bezüglich der Befindlichkeit anderer Personen.
- Überprüfen des Mindesthaltbarkeitsdatums von Lebensmitteln.
- Nach Toiletten und Ausgängen Ausschau halten.
- Überprüfen, ob Nahrungsmittel ausreichend gekocht sind.

*Vermeiden*

- Aussprechen des Wortes „Erbrechen".
- Alleinsein und darauf bestehen, mit einer Bezugsperson zusammen zu sein.
- Außerhalb der eigenen Wohnung schlafen.
- Sich um eine kranke Person kümmern, selbst, wenn es sich um Familienmitglieder und die eigenen Kinder handelt.
- Betreten eines Badezimmers.
- Ansehen und Anfassen von Toiletten und Eimern.
- Sexuelle Aktivitäten aufgrund der Angst vor einer Schwangerschaft und somit potenzieller Übelkeit und möglichem Erbrechen.
- Bestimmte Lebensmittel.
- Verzehr von Essensresten, auch, wenn diese gekühlt werden.
- Medizinische Hilfe und Behandlungen.
- Essen in normalem Tempo.
- Zusammen mit anderen Personen essen.
- Vereinbarung von Treffen und Terminen, da Betroffene nicht wissen, wie sie sich in diesem Moment fühlen werden.

*Vorbeugung*
- Einnahme rezeptfreier und/oder verschreibungspflichtiger Medikamente.
- Konsum von Lutschbonbons und Kaugummis.
- Mitnahme eines „Sicherheitspakets", wenn das Haus verlassen wird (Medikamente, Lutschbonbons, Wasser, Plastiktüte).
- Mentales Neutralisieren und Beruhigen.
- Subtile Verhaltensweisen wie wiederholtes Schlucken, verbale Äußerungen und Haltungswechsel.
- Übermäßiges Reinigen von Gegenständen.
- Durchführung unterschiedlicher Rituale oder abergläubischer Verhaltensweisen.

## 1.5 Differenzialdiagnosen

Wie bereits in den vorausgehenden Kapiteln angesprochen, kann Emetophobie leicht mit anderen psychischen Störungen verkannt werden. Daher wird in den folgenden Abschnitten auf die hier relevantesten verwandten Störungen sowie deren Unterscheidungsmerkmale zur Emetophobie eingegangen.

### 1.5.1 Andere spezifische Phobien

Bei spezifischen Phobien bezieht sich die Angst auf spezielle Objekte oder Situationen, wie z. B. Tiere, Höhe, Gewitter, Fliegen, eine Injektion erhalten oder Blut sehen. Da die Angst vor Erbrechen sich in der Regel in verschiedenen Situationen zeigt bzw. sich auf verschiedene Objekte bezieht, kann sich diese mit anderen spezifischen Phobien überschneiden bzw. als solche verkannt werden. Falls eine Person mit Emetophobie beispielsweise vermeidet, zu fliegen, könnte dies mit einer spezifischen Flugphobie verwechselt werden. Differenzialdiagnostisch ist in diesem Fall relevant, was denn der Grund für die Flugangst ist (z. B. die Befürchtung eines Absturzes und nicht die Angst, sich im Flugzeug zu erbrechen) sowie die Erörterung, ob die Angst auch in anderen Situationen (z. B. bei anderen Arten des Reisens) auftritt. Ähnlich ist es, wenn sich das Vermeidungsverhalten in einer Einschränkung der Nahrungsaufnahme äußert, was beispielsweise auch ein Symptom bei der Phagophobie (Angst vor dem Schlucken) sein kann – auch hier ist wiederum das kritische Unterscheidungsmerkmal, dass sich die Angst bei der Phagophobie ausschließlich auf den Konsum von Nahrung und Flüssigkeiten bezieht, während bei der Emetophobie in der Regel die Angst auch in anderen Situationen auftritt.

Eine bisher offene Frage ist, inwiefern sich Personen mit Emetophobie von Personen mit anderen spezifischen Phobien unterscheiden, denn potenziell könnte dies hinsichtlich Epidemiologie, Ätiologie, Komplexität und Behandlungsoptionen der Fall sein (Keyes et al., 2018). Tatsächlich berichten Becker et al. (2007), dass die Lebenszeitprävalenz der Angst zu erbrechen mit 0,2 % geringer zu sein scheint als bei anderen spezifischen Phobien. In einer Studie verglichen wir 70 Personen mit Emetophobie und 40 Personen mit anderen spezifischen Phobien (z. B. Schulangst, Prüfungsangst, Phagophobie, Blut-Spritzen-Phobie), die stationär in der Schön Klinik Roseneck (Prien am Chiemsee) behandelt wurden (Meule et al., 2025). Es zeigte sich, dass sich die Gruppen nicht im Geschlechterverhältnis unterschieden; allerdings waren die Personen mit Emetophobie jünger, hatten ein niedrigeres Körpergewicht und berichteten eine geringere Lebenszufriedenheit als die Personen mit anderen spezifischen Phobien (Abbildung 7).

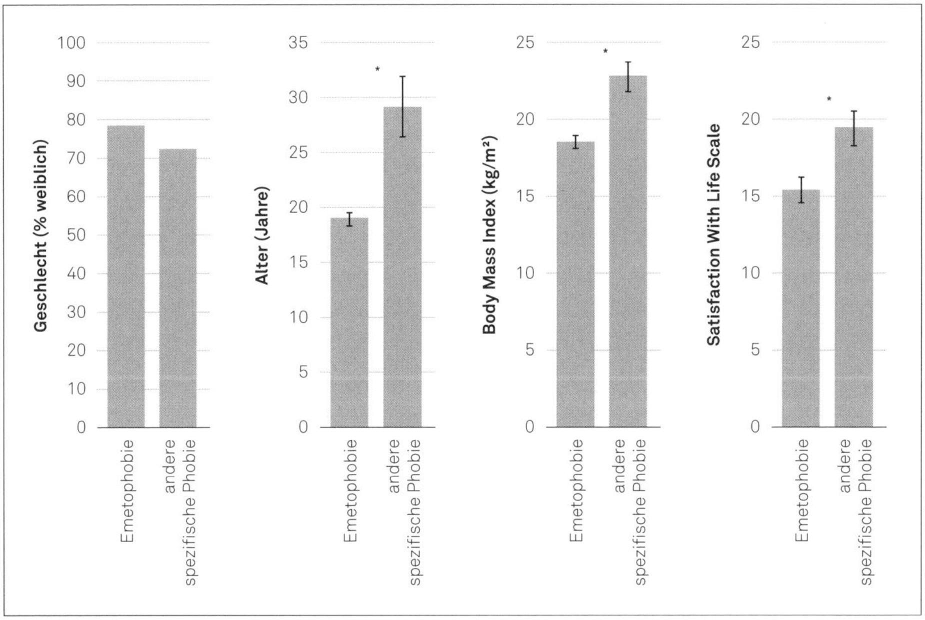


**Abbildung 7:** Verschiedene Charakteristika von 70 Personen mit Emetophobie und 40 Personen mit anderen spezifischen Phobien bei Aufnahme zu einer stationären Behandlung. Während sich die Gruppen nicht im Geschlechterverhältnis unterschieden, waren die Personen mit Emetophobie jünger, hatten ein niedrigeres Körpergewicht und eine geringere Lebenszufriedenheit als die Personen mit anderen spezifischen Phobien. Fehlerbalken repräsentieren den Standardfehler des Mittelwerts. $*p < 0{,}05$

Das jüngere Alter könnte durch den typischerweise im Kindesalter liegenden Erkrankungsbeginn erklärbar sein, sodass eine Behandlung meist bereits im Jugendalter und jungen Erwachsenenalter in Anspruch genommen wird. Das geringere Körpergewicht steht im Einklang mit der Beobachtung, dass viele Personen mit Emetophobie ihre Nahrungsaufnahme aus Angst vor Erbrechen einschränken und dies mit einem geringeren Gewicht bzw. sogar Untergewicht einhergehen kann. Tatsächlich hatten in dieser Studie 56 % der Personen mit Emetophobie einen BMI von unter 18,5 $kg/m^2$, was laut der Definition der Weltgesundheitsorganisation als Untergewicht gilt (vgl. Kasten zum BMI auf Seite 67). Dieser hohe Anteil an untergewichtigen Personen könnte allerdings auch durch die untersuchte Stichprobe erklärbar sein: Da spezifische Phobien in der Regel ambulant behandelt werden, war die Einschränkung der Nahrungsaufnahme sowie weitere Einschränkungen im Alltag vermutlich so drastisch, dass eine stationäre Behandlung notwendig erschien. Die Häufigkeit von Untergewicht bei diesen Personen lag daher höher als in anderen Stichproben, die die Prävalenz von Untergewicht bei Personen mit Emetophobie untersuchten (Veale et al., 2012). Obwohl sich die Gruppen in bestimmten Charakteristika nicht unterschieden (z. B. Depressivität, somatische Beschwerden), weisen die Ergebnisse dennoch darauf hin, dass Personen mit Emetophobie durch die allumfassenden Einschränkungen, die sich durch die Angst vor Erbrechen und daraus resultierenden Vermeidungs- und Sicherheitsverhaltensweisen ergeben (z. B. beim Essen oder Reisen), im Alltag mehr eingeschränkt sind als Personen mit anderen spezifischen Phobien, was sich dann beispielsweise in einer geringeren Lebenszufriedenheit widerspiegelt.

### 1.5.2 Andere Angststörungen

Bei der Generalisierten Angststörung (ICD-11: 6B00) besteht entweder eine allgemeine Besorgnis („frei schwebende Angst") oder eine übermäßige Besorgnis, die sich auf mehrere alltägliche Ereignisse konzentriert, die meist die Familie, die Gesundheit, die Finanzen und die Schule oder den Beruf betreffen. Da die Angst vor Erbrechen bzw. das daraus resultierende Vermeidungs- und Sicherheitsverhalten verschiedene Lebensbereiche betrifft, besteht potenziell die Möglichkeit, Emetophobie als Generalisierte Angststörung zu verkennen. Differenzialdiagnostisch muss also herausgefunden werden, ob sich die Befürchtungen auch auf Lebensbereiche beziehen, die nichts mit Erbrechen zu tun haben können (z. B. finanzielle Sorgen). Darüber hinaus liegt das mittlere Erkrankungsalter bei über 30 Jahren (de Lijster et al., 2017; vgl. Abbildung 8). Da Emetophobie oftmals bereits im Kindesalter beginnt, könnte das Erkrankungsalter demnach einen weiteren Hinweis zur Differenzialdiagnose darstellen. Darüber hinaus sollte aber auch beachtet werden, dass Emetophobie und Generalisierte Angststörung häufig gleichzeitig auftreten: in einer Studie von Sykes et al. (2016) war die Generalisierte Angststörung sogar die häufigste komorbide Störung bei Personen mit Emetophobie (vgl. Kapitel 1.6).

Bei der Panikstörung (ICD-11: 6B01) treten wiederkehrende, unerwartete Panikattacken auf, die nicht auf bestimmte Reize oder Situationen beschränkt sind. Auch hier gilt es also, herauszufinden, ob die Panikattacken spezifisch durch die Angst vor Erbrechen in Verbindung stehen oder auch in anderen Situationen auftreten. Ähnlich wie bei der Generalisierten Angststörung entsteht die Panikstörung häufig im jungen Erwachsenenalter (vgl. Abbildung 8), während Panikattacken vor dem 14. Lebensjahr sehr selten auftreten (APA, 2018; de Lijster et al., 2017). Auch hier bietet also das Erkrankungsalter unter Umständen einen Hinweis zur Differenzialdiagnose.

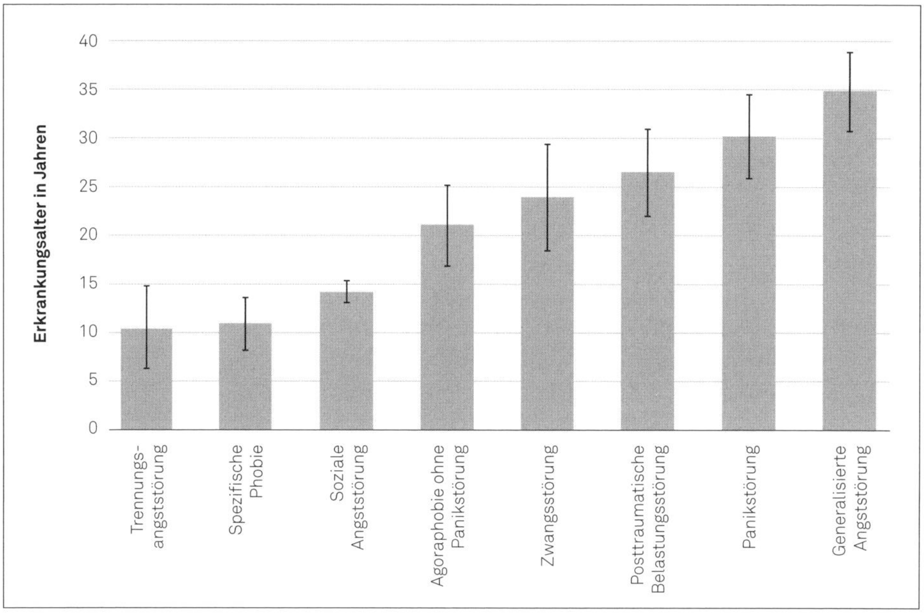


**Abbildung 8:** Mittleres Erkrankungsalter bei verschiedenen Angststörungen laut einer Metaanalyse von de Lijster et al. (2017). Fehlerbalken repräsentieren 95 % Konfidenzintervalle

Bei der Agoraphobie (ICD-11: 6B02) besteht eine ausgeprägte und übermäßige Angst oder Beklemmung, die als Reaktion auf zahlreiche Situationen auftritt, in denen die Flucht schwierig sein könnte oder keine Hilfe verfügbar ist (z. B. bei der Benutzung öffentlicher Verkehrsmittel, in Menschenmengen oder in öffentlichen Gebäuden). Der Hintergrund hiervon ist die Befürchtung von negativen Ereignissen in diesen Situationen (z. B. Panikattacken, andere untaugliche oder peinliche körperliche Symptome). Auch hier gestaltet sich die Differenzialdiagnose schwierig, da sich einerseits die relevanten Situationen (z. B. in öffentlichen Verkehrsmitteln fahren) als auch die Befürchtungen (z. B. peinliche körperliche Symptome zu erleben) stark mit denen bei Emetophobie überlappen. Das wesentliche Unterscheidungskriterium ist auch hier wieder, dass sich die Situationen und Befürchtungen bei der Agoraphobie nicht ausschließlich auf die Angst vor Erbrechen beziehen. Außerdem scheint auch – wie bei der Generalisierten Angststörung und Panikstörung – das Erkrankungsalter bei Agoraphobie eher im jungen Erwachsenenalter und damit später als bei Emetophobie zu liegen (de Lijster et al., 2017; Lelliott et al., 1991; vgl. Abbildung 8).

Bei der Sozialen Angststörung (ICD-11: 6B04) besteht eine ausgeprägte und übermäßige Furcht oder Angst, die immer wieder in einer oder mehreren sozialen Situationen auftritt: bei sozialen Interaktionen (z.B. bei einer Unterhaltung), bei Handlungen, bei denen man sich beobachtet fühlt (z.B. beim Essen oder Trinken in Gegenwart von anderen Personen), oder bei Auftritten vor anderen Personen (z.B. beim Halten einer Rede). Die Überschneidung mit Emetophobie besteht hier also in sozialen Situationen, in denen die Möglichkeit zu Erbrechen potenziell erhöht sein könnte (z.B. gemeinsam mit anderen Personen in einem Restaurant Essen gehen, erhöhte Aufregung bei Auftritten vor anderen Personen). Neben dem Unterschied, dass andere soziale Situationen bei Emetophobie weniger betroffen sind (z.B. Unterhaltungen), ist ein wesentliches Unterscheidungsmerkmal, dass Person mit Sozialer Angststörung besorgt sind, dass sie sich so verhalten oder Angstsymptome zeigen, dass sie von anderen negativ bewertet werden. Ähnlich wie bei Panikstörung und Agoraphobie könnten auch die soziodemografischen Merkmale ein weiterer Hinweis für eine Differenzialdiagnose sein, da der Anteil der männlichen Betroffenen verglichen mit Emetophobie höher ist (Lelliott et al., 1991).

Bei der Trennungsangststörung (ICD-11: 6B05) besteht eine ausgeprägte und übermäßige Furcht oder Angst vor der Trennung von bestimmten Bezugspersonen. Bei Kindern und Jugendlichen konzentriert sich die Trennungsangst typischerweise auf die Eltern oder andere Familienmitglieder, bei Erwachsenen stehen in der Regel ein Partner oder die Kinder im Mittelpunkt. Zu den Erscheinungsformen der Trennungsangst gehören Gedanken an einen Schaden oder unangenehme Ereignisse, die der Bezugsperson zustoßen könnten, die Abneigung, zur Schule oder zur Arbeit zu gehen, wiederkehrender übermäßiger Kummer bei der Trennung, Abneigung oder Weigerung, getrennt von der Bezugsperson zu schlafen, und wiederkehrende Alpträume bezüglich der Trennung. Nicht nur scheint es eine hohe Komorbidität zwischen Emetophobie und Trennungsangst in der Kindheit zu geben (Lipsitz et al., 2001), auch die körperlichen Symptome und Beschwerden der beiden Störungsbilder können sich überlappen (z.B. Bauchschmerzen, Übelkeit, Erbrechen). Für eine Differenzierung ist wiederum die Kernangst entscheidend: Wenn die Trennungsangst fast ausschließlich mit einer Angst zu erbrechen einhergeht, liegt die Diagnose einer Emetophobie nahe.

### 1.5.3 Zwangsstörung

Bei der Zwangsstörung (ICD-11: 6B20) treten Zwangsgedanken oder Zwangshandlungen auf oder in den meisten Fällen beides. Zwangsgedanken sind sich wiederholende und anhaltende Gedanken, Bilder oder Impulse, die sich aufdrängen und unerwünscht sind und in der Regel mit Ängsten einhergehen. Zwangshandlungen sind sich wiederholende Verhaltensweisen, die unter anderem zur „Neutralisierung" von Zwangsgedanken ausgeführt werden. Die größte Überschneidung mit Emetophobie zeigt sich bei Personen mit einer Zwangsstörung, die Kontaminationsängste haben (Veale et al., 2015). Beispielsweise könnte häufiges Händewaschen eine Zwangshandlung bei generellen Kontaminationsängsten sein, aber ebenso ein Sicherheitsverhalten bei Emetophobie, um spezifisch die Kontamination mit Bakterien und Viren zu verhindern, die eine Krankheit auslösen könnten, die mit Erbrechen einhergeht (z. B. Norovirus-Gastroenteritis). Ähnlich wie bei anderen Angststörungen ist hier also wiederum das kritische Unterscheidungsmerkmal, ob die angstbesetzten Gedanken und resultierenden Verhaltensweisen vor allem mit möglichem Erbrechen in Verbindung stehen oder verallgemeinert auftreten.

## 1.5.4 Essstörungen

Bei der Anorexia nervosa (ICD-11: 6B80) besteht ein signifikant niedriges Körpergewicht, das durch bestimmte Verhaltensweisen wie restriktives Essverhalten, exzessives Bewegungsverhalten oder andere Maßnahmen (z. B. selbstinduziertes Erbrechen) zustande gekommen ist und aufrechterhalten wird. Bei Erwachsenen wird hierzu als Schwellenwert ein BMI von unter 18,5 kg/m$^2$ herangezogen, bei Kindern und Jugendlichen ein geschlechts- und altersspezifisches BMI-Perzentil von unter 5 (WHO/BfArM, 2022). Typischerweise besteht außerdem eine ausgeprägte Angst vor einer Gewichtszunahme sowie eine Störung in der Wahrnehmung der eigenen Figur, ein übertriebener Einfluss des Körpergewichts auf die Selbstbewertung und eine fehlende Einsicht bezüglich des Schweregrads des geringen Körpergewichts. Da eine Subgruppe der Personen mit Emetophobie aus Angst zu erbrechen ihre Nahrungsaufnahme einschränkt, was mit einem niedrigen Körpergewicht, das teilweise sogar im Untergewichtsbereich liegen kann, einhergeht (Meule et al., 2025; Veale et al., 2012), könnte dies mit einer Anorexia nervosa verwechselt werden. Mit Ausnahme des restriktiven Essverhaltens und geringen Körpergewichts treten die anderen typischen Merkmale, wie z. B. ein zwanghaftes Bewegungsverhalten, bei Personen mit Emetophobie in der Regel allerdings nicht auf. Ebenso besteht keine Körperwahrnehmungsstörung und die Gewichtsabnahme ist nicht durch figurbezogene Bedenken motiviert.

Bei der Störung mit Vermeidung oder Einschränkung der Nahrungsaufnahme (ICD-11: 6B83; meist als ARFID bezeichnet aufgrund der englischsprachigen Bezeichnung *avoidant-restrictive food intake disorder*) besteht eine Vermeidung oder Einschränkung der Nahrungsaufnahme, die aufgrund eines Desinteresses an Essen, der sensorischen Merkmale der Nahrung oder von Sorge um aversive Folgen von Essen zustande kommt. Durch die dadurch fehlende Deckung des Energiebedarfs oder bestimmter Nährstoffe können Untergewicht und/oder ernährungsbedingte Mangelerscheinungen entstehen, aber auch eine Beeinträchtigung des psychosozialen Funktionsniveaus. Während die Einschränkung der Nahrungsaufnahme aufgrund eines Desinteresses an Nahrung oder das selektive Essen einer überschaubaren Anzahl an Nahrungsmitteln aufgrund der Vermeidung von Nahrungsmitteln wegen ihren sensorischen Eigenschaften sich relativ leicht von Emetophobie abgrenzen lassen, fällt dies bei der manchmal als „funktionelle Dysphagie" bezeichneten Variante von ARFID (van Dyck et al., 2013) schwer. Hierbei wird Nahrung vermieden aufgrund einer Angst zu ersticken, sich zu verschlucken oder eben sich zu erbrechen. Erschwert wird die Differenzialdiagnose weiterhin durch die Tatsache, dass ARFID ähnlich wie Emetophobie meist im Kindesalter beginnt (APA, 2018). Das entscheidende Unterscheidungsmerkmal ist allerdings, dass bei Emetophobie die Angst vor Erbrechen in der Regel in verschiedenen Situationen auftritt oder bei einer Subgruppe von Personen mit Emetophobie sogar gar nicht in Zusammenhang mit der Nahrungsaufnahme auftritt (z. B., wenn vorwiegend eine Angst besteht, dass andere Menschen sich übergeben könnten und dies nicht auf das eigene Erbrechen bezogen ist).

Andere bekannte Essstörungen wie die Bulimia nervosa (ICD-11: 6B81) und die Binge-Eating-Störung (ICD-11: 6B82) schließen sich bei Personen mit Emetophobie in der Regel sozusagen „von selbst" aus, da bei beiden Essstörungen Essanfälle auftreten, das Essen von großen Nahrungsmengen von Personen mit Emetophobie aber meist vermieden wird. Hinzu kommt, dass die häufigste kompensatorische Gegenmaßnahme bei der Bulimia nervosa selbstinduziertes Erbrechen darstellt, also das von Personen mit Emetophobie am schlimmsten befürchtete Ereignis sogar selbst herbeigeführt wird.

### 1.5.5 Somatoforme Störungen

Bei der Körperlichen Belastungsstörung (ICD-11: 6C20) bestehen körperliche Symptome, die für die Person belastend sind und worauf eine übermäßige Aufmerksamkeit gerichtet wird, was sich in wiederholten Kontakten mit Gesundheitsdienstleistern äußern kann. Die übermäßige Aufmerksamkeit wird weder durch geeignete klinische Untersuchungen und Erhebungen noch durch angemessene Rückversicherung gemildert. Es gibt ein wesentliches körperliches Symptom, das Personen mit Emetophobie ständig erleben und eine übermäßige Aufmerksamkeit darauf richten: Übelkeit. Dies kann eine Folge erlebter Angst sein, erzeugt aber wiederum auch Angst (da man sich ja erbrechen könnte) und führt letztendlich zu einem sich selbst aufrechterhaltenden Teufelskreis. Ein Unterscheidungsmerkmal könnte sein, dass sich eine Person mit Körperlicher Belastungsstörung um die Bedeutung des Symptoms sorgt und entsprechend viel Zeit und Geld für medizinische Tests aufwendet, um dies herauszufinden, während Personen mit Emetophobie sich vorwiegend darum sorgen, dass die Übelkeit zu Erbrechen führen könnte.

Die Hypochondrie (ICD-11: 6B23) wird in der ICD-11 in der Kategorie der *Zwangsstörung oder verwandte Störungen* klassifiziert, im DSM-5 als *Krankheitsangststörung* in der Kategorie *Somatische Belastungsstörung und verwandte Störungen*. Hier besteht eine ständige Sorge oder Angst, eine oder mehrere schwere, fortschreitende oder lebensbedrohliche Krankheiten zu haben. Diese Besorgnis wird begleitet von wiederholten und exzessiven gesundheitsbezogenen Verhaltensweisen (z. B. wiederholtem Überprüfen des Körpers auf Anzeichen von Krankheiten, übermäßigem Zeitaufwand für die Suche nach Informationen über die befürchtete Krankheit, wiederholtem Suchen nach Bestätigung durch mehrfache Arztbesuche) oder maladaptivem Vermeidungsverhalten in Bezug auf die Gesundheit (z. B. Vermeidung von Arztterminen). Auch Personen mit Emetophobie beschäftigen sich übermäßig mit bzw. sorgen sich vor Krankheit. Während es bei Hypochondrie allerdings verschiedene Krankheiten eine Rolle spielen können, bezieht sich die Krankheitsangst bei Emetophobie meist ausschließlich auf Krankheiten, bei denen Erbrechen die Folge sein könnte.

## 1.5.6 Sonstige Störungen

Im DSM-5 werden noch zwei weitere Störungsbilder als bei spezifischer Phobie relevante Differenzialdiagnosen aufgeführt: Posttraumatische Belastungsstörung (ICD-11: 6B40) und Schizophrenie oder andere psychotische Störungen (ICD-11: 6A20–25). Während von Personen mit Emetophobie tatsächlich oftmals ein „traumatisches“ Schlüsselereignis benannt werden kann (z. B. das Miterleben in der Kindheit wie ein Elternteil erbrochen hat), bezieht sich der Begriff Trauma bei der Posttraumatischen Belastungsstörung in der Regel auf Ereignisse extrem bedrohlicher und schrecklicher Natur, denen man schwer oder gar nicht entkommen kann (z. B. lebensbedrohliche Situationen, schwere körperliche Verletzung oder sexuelle Gewalt). Wenn die Angst vor Erbrechen und das Vermeidungsverhalten auf wahnhafte Gedanken zurückzuführen sind, sollte die Diagnose einer Schizophrenie oder einer anderen psychotischen Störung in Betracht gezogen werden.

Im Kindesalter könnte ein anhaltendes Muster von ausgeprägtem trotzigen, ungehorsamen, provozierenden oder gehässigen Verhalten, das infolge einer Angst vor Erbrechen auftritt, als Störung des Sozialverhaltens mit oppositionellem, aufsässigem Verhalten (ICD-11: 6C90) fehlinterpretiert werden. Dies könnte sich zum Beispiel in der vehementen Weigerung äußern, den Bus zur Schule zu betreten, das Kind die Angst vor Erbrechen als Grund hierfür aber nicht benennen möchte. Russ und Christie (2023, S. 53–56) illustrieren hierzu den Fall eines zehnjährigen Jungen, der aufgrund eines Wutanfalls in der Schule mit einer Störung des Sozialverhaltens mit oppositionellem, aufsässigem Verhalten sowie einer Generalisierten Angststörung diagnostiziert wurde. Die Weigerung zur Schule zu gehen und Panikattacken beim Getrenntsein von den Eltern ließen sich allerdings auf die Angst vor Erbrechen zurückführen und verschwanden nach entsprechender psychotherapeutischer Behandlung.

## 1.6 Komorbide psychische Störungen

Keyes et al. (2018) berichten die Häufigkeiten von komorbiden psychischen Störungen bei Emetophobie gemittelt über verschiedene Studien. Hierbei lag die mittlere Häufigkeit von mindestens einer komorbiden psychischen Störung bei über 40 %. Obgleich die Analyse von Keyes et al. (2018) nur auf einer Handvoll Studien beruht, scheint diese Häufigkeit durchaus realistisch. Beispielsweise lag in einer Metaanalyse von Olatunji et al. (2010) die mittlere Häufigkeit des Vorliegens irgendeiner komorbiden psychischen Störung bei spezifischen Phobien sogar bei über 50 %.

Weniger realistisch erscheint dahingegen der Befund, dass mit 57 % die Trennungsangststörung die häufigste komorbide psychische Störung bei Personen mit Emetophobie darstellt (Keyes et al., 2018). Dies basiert nur auf einer einzigen Studie (Lipsitz et al., 2001), bei der das Vorliegen von Symptomen einer Trennungsangststörung in der Kindheit von 56 Personen mit Emetophobie per Selbstbericht erfasst wurde. Auch wenn eine Trennungsangststörung in der Kindheit häufig mit Emetophobie einhergehen mag, überschätzt die Angabe von Lipsitz et al. (2001) sicherlich die eigentliche Höhe des Zusammenhangs.

Die weiteren von Keyes et al. (2018) berichteten häufigsten komorbiden psychischen Störungen sind Generalisierte Angststörung (14,1 %), Depression (13,6 %), Panikstörung (10,2 %), Soziale Angststörung (10,1 %), Zwangsstörung (9,6 %), Körperliche Belastungsstörung (7,3 %), Hypochondrie (5,9 %) und Agoraphobie (5,5 %). Es scheint also so zu sein, dass die Krankheitsbilder, mit denen Emetophobie am ehesten verwechselt werden können (vgl. Kapitel 1.5), auch diejenigen sind, die am häufigsten gemeinsam mit Emetophobie auftreten. Eine Ausnahme stellt Depression dar, welche bei Angststörungen die häufigste komorbide psychische Störung ist (Szuhany & Simon, 2022), bei spezifischen Phobien – wenn auch dennoch sehr häufig – allerdings etwas seltener auftritt als bei anderen Angststörungen (Saha et al., 2021).

Eine offene Frage ist, ob und inwiefern sich das Vorliegen einer komorbiden psychischen Störung auf den Behandlungserfolg auswirkt. In einer Metaanalyse von Olatunji et al. (2010) fand sich bei spezifischen Phobien kein Zusammenhang zwischen dem Vorliegen irgendeiner komorbiden psychischen Störung und dem Therapieerfolg. Allerdings basierte die Analyse auch nur auf sechs Studien.

Die Relevanz einer komorbiden psychischen Störung im Rahmen einer psychotherapeutischen Behandlung muss also jeweils im Einzelfall abgeschätzt werden.

## 1.7 Komorbide körperliche Erkrankungen

Personen mit Angststörungen weisen häufiger somatische Begleiterkrankungen auf als Personen ohne Angststörungen (Jacobi & Margraf, 2018). Dies liegt vermutlich daran, da eine Angstreaktion ja an sich schon mit verschiedensten körperlichen Symptomen einhergeht und die im Fall der Panikstörung sogar Teil der diagnostischen Kriterien sind (American Psychiatric Association, 2018). Entsprechend finden sich mögliche körperliche Beschwerden häufig in den Bereichen Herzfunktion und Brustschmerz, Benommenheit und Schwindel, Atemnot und Hyperventilation, Zittern, Blässe und Schwitzen, Übelkeit und Bauchschmerzen, Gefühl der Unwirklichkeit sowie Schwäche (Jacobi & Margraf, 2018). Personen mit Emetophobie erleben fast alle diese Symptome, wenn sie sich ängstlich fühlen, aber insbesondere Übelkeit und gastrointestinale Beschwerden (Bohne et al., 2006; van Hout & Bouman, 2012).

Da Personen mit Emetophobie häufig einen erhöhten Fokus auf körperliche Signale zeigen sowie damit verbundene Somatisierungstendenzen, gestaltet sich die somatische Differenzialdiagnose schwierig. Einerseits kann die Angst vor Erbrechen durch eine tatsächlich erlebte gastrointestinale Erkrankung entstanden sein. Andererseits haben die Personen aufgrund der wahrgenommenen körperlichen Symptome vielleicht eine ärztliche Konsultation in Anspruch genommen und erhielten dann fälschlicherweise die Diagnose einer gastrointestinalen Erkrankung. Oder aber es besteht tatsächlich eine gastrointestinale Erkrankung, die die Angst vor Erbrechen aufrechterhält. Studien zur Art und Häufigkeit somatischer Begleiterkrankungen bei Emetophobie existieren bislang jedoch nicht.

Folgende Erkrankungen des Gastrointestinaltrakts könnten im Kontext von Emetophobie potenziell relevant sein:

- Gastroösophageale Refluxkrankheit (ICD-11: DA22): Ein Zustand, der sich entwickelt, wenn der Rückfluss von Mageninhalt lästige Symptome und/oder Komplikationen verursacht.
- Ösophagitis (ICD-11: DA24): Eine Entzündung der Speiseröhre, die zu schmerzhaften Schluckbeschwerden und Schmerzen in der Brust führen kann.
- Ulcus ventriculi (ICD-11: DA60): Ein Magengeschwür, definiert als ein ausgeprägter Bruch der Magenschleimhaut als Folge der ätzenden Wirkung von Säure und Pepsin im Lumen.
- Gastritis (ICD-11: DA42): Eine Verletzung der Magenschleimhaut, die mit einer Schädigung des Epithels und einer Entzündung der Schleimhaut einhergeht.

- Gastroparese (ICD-11: DA41.00): Eine Erkrankung, bei der der Magen zu lange braucht, um seinen Inhalt zu entleeren, was hauptsächlich auf eine Fehlfunktion des Nervus vagus zurückzuführen ist.
- Crohn-Krankheit (ICD-11: DD70): Eine chronische und rezidivierende transmurale Entzündung, die sich durch alle Schichten der Dünn- und/oder Dickdarmwand erstreckt und den gesamten Magen-Darm-Trakt betreffen kann.
- Colitis ulcerosa (ICD-11: DD71): Eine chronische entzündliche Erkrankung unbekannter Ätiologie, die kontinuierlich Geschwüre in der Auskleidung von Rektum und Kolon verursacht.
- Reizdarmsyndrom (ICD-11: DD91.0): Eine funktionelle Darmstörung, bei der Bauchschmerzen oder -beschwerden mit Stuhlgang oder einer Veränderung der Darmgewohnheiten und mit Merkmalen eines gestörten Stuhlgangs verbunden sind.

Diese Liste ist natürlich nicht vollständig. So führen beispielsweise Russ und Christie (2023) noch weitere, potenziell relevante (aber eher seltene) gastrointestinale Erkrankungen auf. Auch sollte das Vorliegen medizinisch diagnostizierter oder subjektiv wahrgenommener Nahrungsmittelallergien und -unverträglichkeiten abgeklärt werden. Darüber hinaus gibt es selbstverständlich weitere Umstände, die beispielsweise bei häufigem Übelkeitsempfinden in Betracht gezogen werden sollten wie bei Frauen etwa eine Schwangerschaft.

# 2 Störungsmodelle

Im Anschluss an die bisherige Beschreibung der Störung stellt sich nun die Frage, wie und warum Angststörungen generell sowie die Emetophobie im Speziellen überhaupt entstehen. Angst ist ein Gefühl, das sicherlich jede Person mehrfach im Leben erlebt hat. Es ist eine adaptive Empfindung und hat eine wichtige natürliche Funktion, nämlich den Schutz vor Verlusten und Gefahren. Beispielsweise ist die Angst vor Ablehnung durch andere Menschen wichtig, damit wir in ein soziales Gefüge eingebunden sind, was vor allem früher überlebenswichtig war. Auch heute hat diese Angst einen adaptiven Wert, da wir soziale Wesen und auf zwischenmenschliche Kontakte angewiesen sind, damit unser psychisches Wohlbefinden im Gleichgewicht bleibt. Auch andere Ängste, wie beispielswiese die Angst vor Krankheiten, sind im Grunde sinnvoll, damit wir uns selbst vor Gefahren schützen und reagieren, wenn es uns nicht gut geht, um überleben zu können. Demzufolge sind die meisten Ängste in ihrer Basis sinnvoll und wichtig. Dennoch können diese auch in übersteigerter Form vorliegen und uns nicht mehr zuträglich sein, da sie dann unser alltägliches Leben behindern und ihren adaptiven Wert verlieren. Bei einer Sozialen Phobie beispielsweise haben wir so große Angst vor Ablehnung durch andere Personen, dass wir jeglichen menschlichen Kontakt vermeiden und nicht mehr unter Leute gehen. Angststörungen zeigen sich also hauptsächlich durch eine übersteigerte Furcht vor gewissen Stimuli oder Situationen und gehen mit einem erheblichen Leidensdruck einher.

Angststörungen werden im Allgemeinen nicht durch einen einzigen Auslöser hervorgerufen, denn meist liegt einer solchen Erkrankung ein komplexes Bedingungsgefüge zugrunde. Da die Emetophobie zu den spezifischen Phobien und somit zur Gruppe der Angststörungen gehört, liegen der Angst vor dem Erbrechen sowohl störungsunspezifische als auch störungsspezifische Faktoren und Modelle zugrunde. Diese werden im Folgenden im Rahmen eines Überblicks genannt und erläutert.

## 2.1 Störungsunspezifische Faktoren und Modelle

Das biopsychosoziale Modell von Gesundheit und Krankheit wurde 1977 von dem amerikanischen Internisten und Psychiater George L. Engel im Rahmen eines wissenschaftlichen Artikels veröffentlicht (Engel, 1977) und gilt bis heute als eines der wichtigsten und international anerkanntesten Krankheitsmodelle (Wade & Halligan, 2017). Hierbei wird von einem integrativen Ansatz ausgegangen, der die Entstehung von Krankheiten als eine Interaktion aus biologischen, psychologischen und sozialen Faktoren versteht. Dementsprechend sind diese Faktoren jeweils nicht allein ursächlich für die Entstehung von Krankheiten, sondern deren dynamische Wechselwirkung ist von kausaler Bedeutung (vgl. Abbildung 9).

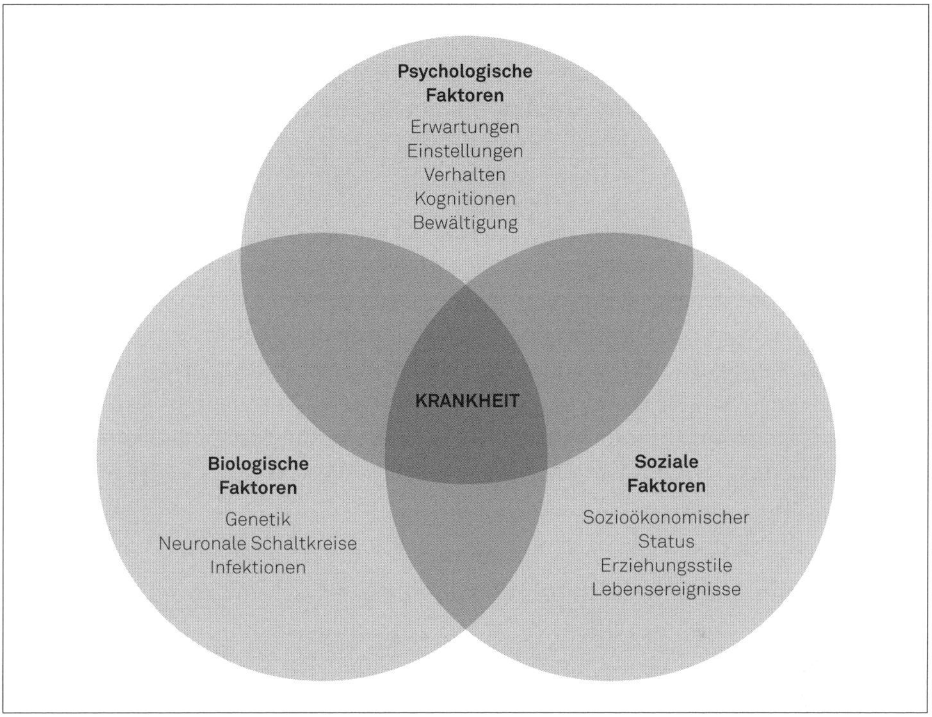


**Abbildung 9:** Biopsychosoziales Modell für die Entstehung von psychischen Störungen

## 2.1.1 Biologische Faktoren

Bereits seit Jahrzehnten wird auf Basis epidemiologischer Untersuchungen davon ausgegangen, dass der Entstehung von Angststörungen eine genetische Komponente zugrunde liegt. Zunächst wurden Familienstudien durchgeführt, deren Befunde in nachfolgenden Zwillingsstudien mit mehreren tausend Teilnehmenden gestützt werden konnten. In diesen Untersuchungen konnten klare genetische Einflüsse auf die Entstehung von Angststörungen gefunden werden. Für die Panikstörung, die Generalisierte Angststörung, die Soziale Phobie und die spezifische Phobie wurden Heritabilitäten zwischen 27 % (Soziale Phobie) und mehr als 40 % (Spezifische Phobie) gefunden (Plag & Ströhle, 2020). Diese Erbfaktoren können als moderat bis hoch bezeichnet werden. Innerhalb der Gruppe der spezifischen Phobien konnten allerdings wiederum beträchtliche Unterschiede gefunden werden. Während für situative Phobien eine Heritabilität von nahezu 0 % gefunden wurde, lag die Heritabilität beim Blut-Injektions-Verletzungstyp bzw. bei tierbezogenen Ängsten bei 33 % bzw. 45 % (Shimada-Sugimoto et al., 2015; Van Houtem et al., 2013). Natürlich ist nicht davon auszugehen, dass der genetischen Veranlagung für Angststörungen lediglich ein spezifisches Gen zugrunde liegt, sondern dass mehrere Gene beteiligt sind.

Die genetische Veranlagung hat allerdings nicht zwangsläufig nur Effekte innerhalb des Individuums, sondern kann auch transgenerationale Auswirkungen haben. Diese basieren auf Mechanismen der Epigenetik, also vererbbaren genetischen Modifikationen mit Wirkung auf den Phänotyp, also die Ausprägung der Merkmale, ohne Änderungen in der DNA-Sequenz. Die Modifikationen betreffen beispielsweise die Aktivität bestimmter Gene durch Methylierung bzw. Acetylierung der DNA/mRNA (Plag & Ströhle, 2020).

Gegenwärtig wird in der Forschung davon ausgegangen, dass der Methylierungs- oder Acetylierungszustand durch unterschiedliche Einflüsse aus der Umwelt wie beispielsweise Stress beeinflusst wird, was wiederum die Genexpression sowohl innerhalb eines Individuums als auch über mehrere Generationen hinweg verändern kann. Die verstärkte Methylierung der DNA/mRNA geht mit einer verminderten Transkription des betroffenen genetischen Abschnitts und somit einer verringerten Produktion oder Aktivität des jeweiligen Genprodukts einher. Die epigenetische Forschung steckt noch in den Kinderschuhen, doch es liegen bereits einige epigenetische Befunde für die Gruppe der Angststörungen vor (Plag & Ströhle, 2020).

Die genetische Ausstattung eines Individuums kann sich in veränderten neuronalen Strukturen und Schaltkreisen manifestieren und somit zu von der Norm abweichenden Verhaltensmustern führen. Dementsprechend kann eine genetische Vulnerabilität als ein Katalysator für Angststörungen wirken (Wolfe, 2005). Ein Beispiel hierfür ist die Genvariante des Serotonintransporters 5-HTT, die nachweislich mit Angststörungen assoziiert werden kann und mit einem erhöhten Stressniveau und Neurotizismus korreliert (Buckholtz & Meyer-Lindenberg, 2012; Koenigsberg, 2021).

An der Empfindung von Angst sind einige Gehirnregionen beteiligt. Ein bereits häufig untersuchtes biologisches System ist das sogenannte „Angstnetzwerk“ (Plag & Ströhle, 2020). Dieses kann als ein funktioneller Verbund mehrerer Hirnareale bezeichnet werden (vgl. Abbildung 10). Das Angstnetzwerk verfügt über zwei Pfade: die „low route“ und die „high route“. Die low route vermittelt sehr schnelle Abläufe und ist von großer Relevanz für unmittelbare Reaktionen auf Gefahr. Aus diesem Grund ist sie aufgrund ihrer reflexähnlichen Funktionalität anfällig für die Einstufung harmloser Sinneseindrücke als gefährlich. Die high route ist durch eine geringere Reaktivität gekennzeichnet und ermöglicht eine differenziertere Einordnung von Sinneseindrücken.

Bei der low route werden Sinneseindrücke im sensorischen Assoziationscortex erkannt und im Thalamus in Bezug auf die potenzielle Gefährlichkeit bewertet. Wenn die Sinneseindrücke als potenziell gefährlich eingestuft werden, erfolgt eine direkte Weiterleitung an die Amygdala, die als zentrales Angstzentrum fungiert und wiederum über die Aktivierung des Hypothalamus und des Hirnstamms physiologische Reaktionen hervorruft. Diese ermöglichen dem Individuum eine schnelle Reaktion auf den Stimulus. Bei der high route werden Sinneseindrücke vom Thalamus zum Neocortex geleitet, wo eine detailliertere Analyse und ein Abgleich dieser mit evolutionär determinierten und persönlichen Erfahrungen erfolgt. Auf dieser Grundlage kann der Hippocampus zusammen mit den präfrontalen, orbitofrontalen und anterioren cingulären Cortices die Amygdala entweder hemmen oder die Gefahr erkennen und die Angstreaktion aufrechterhalten. Auch die Insula spielt bei der Wahrnehmung, Bewertung und Integration körperlicher Empfindungen im Rahmen von Angst eine Rolle (Plag & Ströhle, 2020).

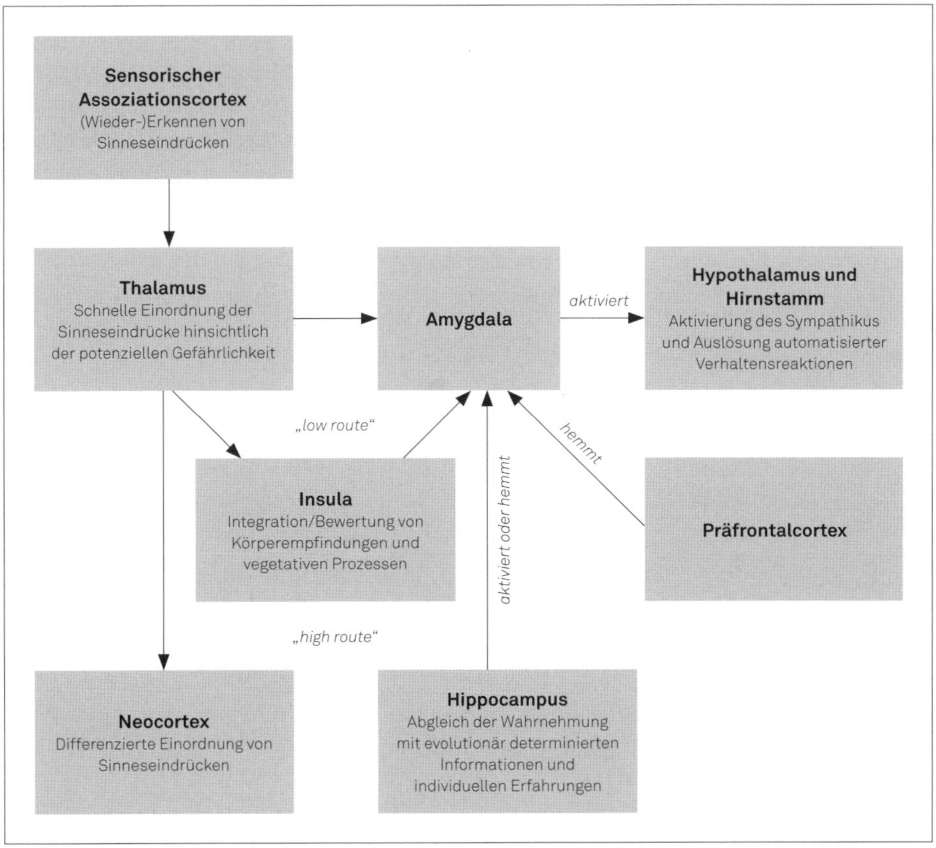


**Abbildung 10:** Angstnetzwerk in Form eines funktionellen Verbunds mehrerer Hirnareale (modifiziert nach Plag & Ströhle, 2020)

Es wird also deutlich, dass ganz besonders der Amygdala bei der Empfindung von Angst eine besondere Relevanz zukommt, da diese das zentrale Angstzentrum darstellt. Sie befindet sich oberhalb des Hippocampus im ventromedialen Teil des Temporallappens. Die Amygdala ist an der Verarbeitung emotional besetzter und vor allem auch negativer Stimuli maßgeblich beteiligt. In Untersuchungen hat sich gezeigt, dass die Amygdala aktiv ist, wenn Menschen empfundene Angst ausdrücken (Knight et al., 2005; Taylor & Whalen, 2015). Dementsprechend ist die Hirnregion nicht nur entscheidend für die Informationsverarbeitung als solche, sondern auch für antizipatorische, vermeidende und angstbezogene Verhaltensweisen. Die Überaktivierung der Amygdala scheint also primär an der Entstehung von Angststörungen beteiligt zu sein (Bui et al., 2020).

Auch Personen, die zwar nicht an einer manifesten Angststörung leiden, aber eine erhöhte State-Angst, also eine vorübergehende Anspannung und Besorgtheit, aufweisen, zeigen in Untersuchungen eine erhöhte Aktivierung der Amygdala während des Betrachtens von ängstlichen Gesichtsausdrücken im Vergleich zu neutralen Gesichtsausdrücken (Bishop et al., 2004). Während der Phase der Adoleszenz, einer emotional kritischen Entwicklungsphase, ist die Amygdala natürlicherweise hypersensitiv, sodass soziale Regeln und deren emotionsbesetzte Konsequenzen gelernt werden können (Bui et al., 2020). Untersuchungen zeigten, dass eine pathologische Angst entstehen kann, wenn diese Hypersensitivität am Ende des frühen Erwachsenenalters nicht wieder reduziert, sondern weiter aufrechterhalten wird (Casey et al., 2011).

Wie bereits angedeutet, konnte in Studien gezeigt werden, dass die Sensitivität der Amygdala für emotionsbesetzte und vor allem aversive Stimuli durch das Vorliegen einer Genvariante, die für die Neurotransmission von Serotonin codiert, zumindest zum Teil auf genetischer Grundlage basiert. Das Serotonin-Transporter-Gen (SCL6A4) codiert für das Serotonin-Transporter-Protein (5-HTT), das Serotonin aus dem synaptischen Spalt entfernt. Eine Variation in der Promotorregion von SLC6A4, der Serotonin-Transporter-verknüpften Promotorregion (5-HTTLPR), beeinflusst seine Transkriptionsaktivität und reguliert die 5-HTT-Expression. Die 5-HTTLPR, die die Funktionalität des Serotonin-Transporter-Proteins 5HTT entscheidend beeinflusst, ist ein Polymorphismus mit kurzen und langen Allelen. Das bedeutet, dass es für diese Region mehrere Genvarianten gibt. In einigen Untersuchungen wurde dargelegt, dass die Sensitivität der Amygdala für aversive bzw. für als negativ empfundene Stimuli durch das Vorliegen der unterschiedlichen Allele beeinflusst wird, da das kurze Allel mit einer geringeren Expression und Funktionalität des 5-HTT assoziiert werden kann (Kobiella et al., 2011). Menschen, die das kurze Allel tragen, gelten im Allgemeinen als reaktiver.

Die klinische Bedeutung des 5-HTTLPR-Polymorphismus besteht hauptsächlich in der erhöhten Inzidenz von Depressionen sowie Angststörungen bei Personen mit dem kurzen Allel (Kobiella et al., 2011). Weitere Studien zeigten wiederum, dass das kurze Allel von 5-HTTLPR nicht nur mit einer erhöhten Sensitivität der Amygdala zusammenhängt, sondern, dass Träger dieser Form auch eine erhöhte Aktivierung des gesamten Signalwegs aufweisen, der an der Antizipation von Bedrohungen beteiligt ist. Zusammengefasst stellt die Gesamtheit dieser Befunde einen wichtigen Beleg für die genetische Grundlage von Angststörungen im Allgemeinen dar. Dennoch ist davon auszugehen, dass der 5-HTTLPR-Polymorphismus nicht der einzige Faktor ist, der zu einer pathologischen Funktion der Amygdala führt (Bui et al., 2020).

Die Amygdala spielt im Rahmen der Analyse möglicher Gefahren, der emotionalen Bewertung dieser und somit der Entstehung und Aufrechterhaltung von Angststörungen eine elementare Rolle. Interessanterweise ist auch der Grad der Hyperaktivierung der Amygdala von Relevanz, da dieser sogar die Schwere der Angst bei Menschen mit Angststörungen vorhersagt (Bui et al., 2020). Aber nicht nur die Aktivierung der Amygdala, sondern auch anderer angstverarbeitender Hirnregionen wie der Insula oder des dorsalen anterioren cingulären Cortex spielt für Angststörungen eine Rolle. Dies wiederum deutet auf eine allgemein verstärkte Angstreaktion im gesamten Salienznetzwerk bei Menschen mit Angststörungen hin. Somit ist davon auszugehen, dass Angststörungen unzureichend regulierte neuronale Schaltkreise zugrunde liegen. Die Amygdala beispielsweise erzeugt bei gesunden Personen in Verbindung mit dem präfrontalen Cortex, der unter anderem für die Handlungssteuerung sowie die Planung künftiger Handlungen verantwortlich ist, eine adaptive Reaktion auf angstbesetzte Stimuli (Koenigsberg, 2021). Bei Menschen mit Angststörungen allerdings wurde im Vergleich zu gesunden Menschen eine erhöhte Aktivierung der Amygdala sowie eine geringere Aktivierung des präfrontalen Cortex festgestellt (Greene et al., 2013; Rauch et al., 2006). Stress und prägende negative Erfahrungen können neuronale Netzwerke beeinflussen und letztendlich die Entstehung von Angststörungen, aber auch psychischen Störungen im Allgemeinen fördern.

Neben genetischen und neurobiologischen Einflüssen, die für Entstehung und Aufrechterhaltung von Angststörungen relevant sind, spielt auch das biologische Geschlecht eine entscheidende Rolle. Die Prävalenz von Angststörungen bei Frauen ist mit etwa 30 % deutlich höher als bei Männern mit etwa 20 % (McLean et al., 2011). Diese Diskrepanz kommt durch unterschiedliche Ursachen zustande. Ein wichtiger Faktor sind hormonelle Einflüsse, die bei Frauen aufgrund des Menstruationszyklus deutlich größer als bei Männern sind. Vor allem die Hormone Östrogen und Progesteron, aber auch das Luteinisierende Hormon und das Follikel-stimulierende Hormon fluktuieren innerhalb eines Monats stark und somit unterliegt die biologische Frau im Regelfall im Laufe ihres Lebens mehrere Jahrzehnte großen hormonellen Schwankungen.

Besonders in der prämenstruellen Phase kann es zu einem starken Anstieg von Angstsymptomen kommen. Neben den hormonellen Schwankungen während eines Menstruationszyklus sind auch Schwangerschaften von Relevanz für die erhöhte Prävalenz von Angststörungen bei Frauen. In Studien konnte gezeigt werden, dass Angst- und Paniksymptome während der Schwangerschaft seltener sind, in der Postpartum-Periode allerdings treten diese Symptome wiederum häufiger aufgrund des Abfalls der Hormone nach der Schwangerschaft auf (Bandelow & Domschke, 2015). Neben den erläuterten biologischen Ursachen für die Entstehung und Aufrechterhaltung von Angststörungen spielen sicherlich auch noch andere biologische Faktoren wie beispielsweise Infektionen eine Rolle.

## 2.1.2 Psychologische Faktoren

Die Bandbreite an psychologischen Faktoren, die zur Entstehung von Angststörungen beitragen, ist groß und reicht von universalen Lernprinzipien bis hin zu individuellen Persönlichkeitsmerkmalen. Die Assoziation von Reizen mit Angst wird durch ein evolutionär angelegtes, vorbereitendes Lernen („preparedness") prädisponiert (Plag & Ströhle, 2020). Für uns Menschen hängt unser adaptives Funktionieren nämlich zu einem großen Teil von unserer Fähigkeit ab, emotionale Reaktionen auf Umweltreize zu bilden, die auf unserem Wissen über die Ereignisse beruhen, die diese Reize vorhersagen. Diese emotionalen Reaktionen erleichtern die Entscheidungsfindung und fördern das anschließende Handeln. Noch wichtiger ist die Fähigkeit, Assoziationen zwischen aversiven Ereignissen und Anzeichen in der Umwelt zu lernen, da dies entscheidend für unser Überleben war und bis heute sein kann (Greene et al., 2013).

Eines der wohl bekanntesten Lernprinzipien, das auf gelernten Assoziationen zwischen Anzeichen in der Umwelt und auftretenden Ereignissen beruht, ist die klassische Konditionierung. Diese bezeichnet einen Effekt, der beobachtet werden kann, wenn ein neutraler Reiz (CS, konditionierter Stimulus) mit einem affektiv bedeutsamen Reiz (US, unkonditionierter Stimulus) wiederholt gemeinsam dargeboten wird und der CS durch diese Kontingenz in vielen Fällen eine dem US ähnliche Reaktion hervorruft. Konkret wurde die klassische Konditionierung erstmals in der ersten Hälfte des 20. Jahrhunderts vom russischen Physiologen Ivan Pavlov beschrieben, als er ein Experiment mit Hunden durchführte (Pavlov, 1928). Bei der Untersuchung der Verdauungsreflexe der Tiere erkannte Pavlov, dass diese vorhersehbar auf saliente Reize in ihrer Umgebung reagierten. Als US wurde Futter verwendet, das bei Hunden zu einer unkonditionierten und somit automatischen Reaktion (UR), dem Speichelfluss, führt. Pavlov beobachtete, dass nach mehrmaliger Paarung des Tons einer Glocke als CS mit dem Futter als US eine der UR ähnliche Reaktion schon mit dem Glockenton auftrat (CR, konditionierte Reaktion).

Obwohl die kognitiven Fähigkeiten von Menschen ausgereifter als die von Hunden sind, sind die Prozesse, die die Art und Weise beeinflussen, mit der wir Informationen über unsere Umwelt aufnehmen und sie nutzen, um emotionale Reaktionen zu erzeugen, in einem wichtigen Punkt sehr ähnlich: Assoziationen zwischen Umweltreizen und Ereignissen werden genutzt, um das Verhalten zu steuern. Das Konditionierungsparadigma, mit dem Pavlov vor fast einem Jahrhundert seine Hunde trainierte, hat bis heute einen großen Einfluss auf die heutige Forschung über die Entstehung von Angst bei Tieren und Menschen.

Von großem Interesse für Psycholog:innen ist die Furchtkonditionierung, die eine Form der klassischen Konditionierung darstellt. Hierbei lernen Menschen, Beziehungen zwischen Reizen und aversiven bzw. bedrohlichen Ereignissen herzustellen. Erstmals wurde die Furchtkonditionierung vor über einem Jahrhundert in dem berühmten Little-Albert-Experiment von John Watson und Rosalie Rayner beschrieben (Watson & Rayner, 1920). Dieses Experiment ist eine der frühesten Studien zur experimentellen Manipulation von Emotionen und ein eindrucksvoller Beweis dafür, wie schnell und effektiv Angst durch pawlowsche Mechanismen erzeugt werden kann. Die beiden Forschenden nahmen einen 11 Monate alten Jungen, Albert, und untersuchten seine Reaktion auf verschiedene Reize. Vor Beginn des Experiments sei Albert laut Watson und Rayner ein gesunder und glücklicher Junge gewesen. Im ersten Schritt zeigten die Forschenden Albert verschiedene Gegenstände und Lebewesen wie eine weiße Ratte, einen Hund, Baumwolle und Zeitungspapier. Der Junge reagierte positiv darauf und zeigte keinerlei Angstreaktionen. Im zweiten Schritt zeigten Watson und Rayner dem Jungen wieder die weiße Ratte (CS) und schlugen gleichzeitig mit einem Hammer auf eine Stahlstange (US), sodass starker Lärm ertönte und Albert erschrak. Im Verlauf der nächsten Wochen bemerkten die Forschenden, dass Albert ab diesem Zeitpunkt Angst vor der weißen Ratte hatte, selbst wenn nicht gleichzeitig auf die Stahlstange geschlagen wurde. Somit trainierten Watson und Rayner Albert darauf, die Ratte zu fürchten. Die Wirkung der Angstkonditionierung war sogar so effektiv und nachhaltig, dass Albert die emotionale Reaktion auf einen Pelzmantel übertrug, der ihm vorgelegt wurde.

John Watson interpretierte das Little-Albert-Experiment als einen Beweis dafür, dass Ängste ein Resultat von erlernten Konditionierungen in der Kindheit und alle Phobien konditionierte emotionale Reaktionen auf Umweltreize seien. Selbstverständlich wäre das Little-Albert-Experiment von John Watson und Rosalie Rayner unter heutigen ethischen und rechtlichen Standards nicht mehr zulässig. Dennoch lieferte das Experiment wichtige Erkenntnisse für die Erforschung von Angst und ist bis heute sehr bekannt.

Neben der klassischen Konditionierung gibt es auch die operante Konditionierung, bei der die Auftretenswahrscheinlichkeit von Verhaltensweisen durch Verstärkung verändert wird (Plag & Ströhle, 2020). Dies kann entweder die positive oder die negative Verstärkung sein. Bei der positiven Verstärkung folgt ein angenehmer Reiz auf ein bestimmtes Verhalten, wohingegen bei der negativen Verstärkung das Beenden oder Ausbleiben eines aversiven Reizes folgt. Besonders die negative Verstärkung ist löschungsresistent. Übertragen in die Praxis und auf die Emetophobie bedeutet das, dass eine Person, die große Angst vor der Konfrontation mit Erbrechen hat, lernt, dass es ihr zunächst besser geht, wenn sie angstauslösende Situationen wie beispielsweise das Essen von Eiern vermeidet. Durch das Vermeiden hat die Person keine Angst, sich aufgrund der verzehrten Eier zu übergeben. Langfristig wirkt sich dieses Verhalten allerdings negativ aus, da die Person nicht lernt, dass das Essen von Eiern keine reale Gefahr darstellt und die gefürchtete Konsequenz, also das Eintreten von Erbrechen, mit großer Wahrscheinlichkeit nicht erfolgen wird.

Außerdem können konditionierte Reaktionen auch von Reizen ausgelöst werden, die den konditionierten Reizen ähneln. Dieses Phänomen nennt sich Reizgeneralisierung. Es ist davon auszugehen, dass Menschen mit Angststörungen schlechter zwischen konditionierten Furchtreizen und anderen ähnlichen Reizen unterscheiden können. In einer Metaanalyse von Lissek et al. (2005) wurde berichtet, dass die Tendenz zur Reizgeneralisierung auch ein Risikofaktor für die Entstehung von Angststörungen sein könnte.

Neben den bereits erläuterten psychologischen Faktoren, die die Entstehung von Angststörungen fördern können, ist auch die Dysregulation der Angstverarbeitung zu nennen. Während Angst bei Menschen ohne Angststörungen meist ein vorübergehender Zustand ist und sich durch Copingstrategien, wie beispielsweise selektive Aufmerksamkeit oder auch Unterdrückung, bewältigen lässt, können die neuronalen Schaltkreise während oder nach intensiver oder chronischer psychischer Be- bzw. Überlastung überaktiviert und hyperreagibel sein (Greene et al., 2013). In diesem Fall kann der hyperreaktive Angstkreislauf leichter aktiviert werden, bis diese Aktivierung schließlich ganz unabhängig von äußeren Reizen wird. Außerdem kann auch das Vorliegen gewisser Persönlichkeitseigenschaften die Entstehung von Angststörungen begünstigen (Mineka & Oehlberg, 2008). Eine verminderte Durchsetzungsfähigkeit beispielsweise konnte in mehreren Untersuchungen mit der Schwere der Angst assoziiert werden (Chambless et al., 1982; Reiter et al., 1991). Ein höheres Maß an Neurotizismus kann ebenfalls mit Ängsten in Verbindung gebracht werden (Weinstock & Whisman, 2006) und auch Merkmale des Perfektionismus wie die Sorge um eigene Fehler oder Zweifel an Entscheidungen können Ängste vorhersagen (Enns & Cox, 2002).

Neben Persönlichkeitseigenschaften kann auch das Temperament ein prädisponierender Faktor für die Entwicklung von Angststörungen sein (Petell et al., 2022). Hierbei ist vor allem die Verhaltenshemmung zu nennen, die eine Komponente des Temperaments ist und einen Reaktionsstil bezeichnet, den Säuglinge oder Kleinkinder zeigen, wenn sie mit neuen Situationen oder unbekannten Personen konfrontiert werden (Fox et al., 2005). Verhaltenshemmung ist gekennzeichnet durch die Reaktionsfähigkeit eines Individuums, negative Emotionalität, wachsames Verhalten und sozialen Rückzug als Reaktion auf ungewohnte Situationen zu zeigen. Es konnte gezeigt werden, dass Säuglinge, die im Alter von 14 Monaten ein höheres Maß an Verhaltenshemmung aufwiesen, im Alter von 26 Jahren zu zurückhaltenderen und introvertierteren Erwachsenen heranwuchsen, die im Umgang mit Freunden und Familienmitgliedern eine geringere soziale Funktionsfähigkeit zeigten. Außerdem war die kindliche Verhaltenshemmung auch ein spezifischer Risikofaktor für internalisierende Störungen, also Angststörungen und Depressionen (Tang et al., 2020).

Insgesamt lässt sich also festhalten, dass eine große Anzahl an allgemeinen Lernprinzipien sowie Persönlichkeitsmerkmalen zur Entstehung von Angststörungen beitragen können.

### 2.1.3 Soziale Faktoren

Natürlich nehmen auch soziale Faktoren wie das Umfeld, in dem man aufwächst und dort übliche Verhaltensweisen einen wichtigen Einfluss auf die Psyche von Menschen. Lange wurden diese in der Wissenschaft eher vernachlässigt, doch mittlerweile ist bekannt, dass die Sozialisation von Menschen ebenso wie biologische und psychologische Faktoren eine große Relevanz in Bezug auf das psychische Wohlbefinden hat.

In der Schwangerschaft ist das Baby im Bauch der Mutter sicher mit ihr verbunden. Nach der Geburt allerdings benötigt das Neugeborene eine neue Form der Bindung und meist sind die ersten Bindungspersonen die Eltern. Ab dem Moment der Geburt interagieren diese aktiv mit ihrem Kind, sodass eine Bindung entsteht. Um diese zu untersuchen, entwickelte die Psychologin Mary Ainsworth Mitte des 20. Jahrhunderts den Fremde-Situations-Test (Ainsworth, 1964; Ainsworth & Bell, 1970). Hierbei wird ein Kind (etwa 12 bis 18 Monate alt) mit seiner Mutter in einen Raum gebracht, in dem sich bereits eine fremde Person befindet. Anschließend lässt die Mutter das Kind mit der fremden Person allein und kehrt einige Augenblicke später wieder zurück. Die Art und Weise, wie das Kind auf die Mutter reagiert und mit dieser interagiert, wenn sie zurückkehrt, zeigt den Bindungsstil des Kindes.

Im Rahmen des Fremde-Situations-Tests wurden drei unterschiedliche Bindungsstile gefunden: sicher, unsicher-vermeidend und unsicher-ambivalent. Sicher gebundene Kinder haben Vertrauen in die Zuverlässigkeit und Verfügbarkeit der Bezugsperson. Bei der Trennung zeigen diese Kinder deutliches Bindungsverhalten und drücken es durch Suchen, Rufen oder Weinen aus. Sicher gebundene Kinder differenzieren auch zwischen der Bezugsperson und anderen Personen, von denen sie sich nicht trösten lassen. Beim Wiedersehen mit der Bezugsperson nehmen sicher gebundene Kinder Kontakt zur Bezugsperson auf und zeigen Freude. Nach der Kontaktaufnahme mit der Bezugsperson wenden sich sicher gebundene Kinder auch wieder ihrer Umwelt zu und explorieren diese weiter. Unsicher-vermeidend gebundene Kinder distanzieren sich während der Trennung von der Bezugsperson und zeigen keine Anzeichen der Beunruhigung oder des Vermissens. Diese Kinder erwecken den Anschein, die Umwelt weiter zu explorieren und akzeptieren scheinbar fremde Personen als Ersatz für die Bezugsperson. Beim Wiedersehen mit der Bezugsperson wird diese abgelehnt und ignoriert. Die Nähe zur Bezugsperson wird vermieden. Dieser Bindungsstil liegt wohl darin begründet, dass die Bezugsperson von unsicher-vermeidend gebundenen Kindern als zurückweisend erlebt wird und die Kinder kein Vertrauen auf verlässliche Unterstützung entwickeln konnten, sondern Zurückweisung erwarten. Unsicher-ambivalent gebundene Kinder sind stark auf ihre Bezugsperson fixiert und sind, selbst wenn diese anwesend ist, in ihrem Explorationsverhalten eingeschränkt. Während und nach der Trennung zeigen ambivalent-gebundene Kinder große Verzweiflung. Zudem können diese Kinder keinen Trost aus der Anwesenheit ihrer Bezugsperson ziehen und sie zeigen ihnen gegenüber häufig ängstliche oder wütende Verhaltensweisen (Colonnesi et al., 2011).

Neben den drei genannten Bindungsstilen wurde später von Main und Solomon (1990) ein vierter Bindungsstil identifiziert: unsicher-desorganisiert. Dieser Bindungsstil wurde hinzugefügt, da unsicher-desorganisiert gebundene Kinder in sich widersprüchliche Verhaltensweisen zeigen, die mit den zuvor zur Verfügung stehenden Bindungsstilen nicht klassifizierbar waren. Somit zeigen unsicher-desorganisiert gebundene Kinder im Gegensatz zu Kindern mit den anderen drei Bindungsstilen keine durchgängige Verhaltensstrategie, sondern widersprüchliches und inkonsistentes Bindungsverhalten. Häufig werden dabei motorische Abläufe stereotyper Verhaltensweisen wie Innehalten oder Erstarren gezeigt und es kann kein bestimmtes Verhalten bei Trennung und Rückkehr der Bezugsperson beobachtet werden. Unsicher-desorganisiert gebundene Kinder erleben ihre Bezugsperson häufig als beängstigend und befinden sich in einem Zustand der „Angst ohne Lösung“, da die Bezugsperson sowohl die Quelle der Angst als auch die Lösung dieser ist (Colonnesi et al., 2011).

Unterschiedliche Bindungsstile im Kindesalter und der Adoleszenz führen zu internen Arbeitsmodellen der Bindung. Diese Arbeitsmodelle sind mentale Repräsentationen der sozialen Welt und spielen eine wichtige Rolle bei der Steuerung des zwischenmenschlichen Verhaltens und der Regulierung des Affekts in der Adoleszenz und dem Erwachsenenalter (Bartholomew & Horowitz, 1991). Interne Arbeitsmodelle fungieren auf einer unbewussten Ebene und sind daher in der Regel relativ stabil und schwer zu ändern. Frühe unsichere Bindungsbeziehungen zwischen Kind und der Bezugsperson können den Grundstein für soziale Probleme im späteren Leben legen, da unsicher gebundene Kinder interne Arbeitsmodelle entwickeln, die aus negativen Erwartungen an das eigene Selbst in Bezug auf andere bestehen. Sicher gebundene Kinder beispielsweise nehmen sich selbst so wahr, dass sie in der Lage sind, bei Bedarf Nähe und Fürsorge zu erhalten, und sie nehmen ihre Bezugsperson als berechenbar wahr. Aus diesem Grund fühlen sie sich sicher und frei, ihre Umwelt zu explorieren, und haben Vertrauen in andere Menschen.

Im Gegensatz dazu sind unsicher-vermeidend gebundene Kinder nicht in der Lage dazu, Nähe zu erlangen, wenn sie in Not sind, während die Bezugspersonen als unsensibel und gleichgültig und die Welt als unsicher wahrgenommen werden. Diese Kinder minimieren ihr Bindungsverhalten, um negative Reaktionen einer ablehnenden Bezugsperson zu vermeiden. Dementsprechend vermeiden sie tendenziell soziale Beziehungen im Allgemeinen, da andere Menschen als gleichgültig oder ablehnend wahrgenommen werden (Colonnesi et al., 2011). Unsicher-ambivalent gebundene Kinder haben das Gefühl, Nähe und Fürsorge nur durch extreme Reaktionen erlangen zu können. Somit maximieren sie ihr Bindungsverhalten, während sie ihre Bezugsperson als inkonsequent und unberechenbar ansehen. Somit können sie in sozialen Interaktionen mit anderen Menschen unangemessen reagieren. In Untersuchungen hat sich außerdem gezeigt, dass der unsicher-desorganisierte Bindungsstil stärker mit externalisierenden als mit internalisierenden Verhaltensweisen zusammenhängt (Green & Goldwyn, 2002; Lyons-Ruth et al., 1997). Besonders in einer Studie, in der der Zusammenhang zwischen der unsicher-desorganisierten Bindung und internalisierenden Störungen untersucht wurde, wurde keine Korrelation zwischen diesem Bindungsstil und der Angst- bzw. Depressionsskala gefunden (Shaw et al., 1996).

In der psychologischen Forschung wird davon ausgegangen, dass besonders zwischen dem unsicher-ambivalenten Bindungsstil und der Entwicklung von Angststörungen ein großer Zusammenhang besteht (Bögels & Brechman-Toussaint, 2006). Unsicher-ambivalent gebundene Kinder erleben eine unvorhersehbare und unregelmäßige Reaktionsfähigkeit der Bezugsperson. Somit entwickeln diese Kinder leichter eine chronische Vigilanz, sie sind weniger autonom, die Exploration der Umgebung ist geringer und sie haben eine niedrige Emotionsregulationsfähigkeit, wenn sie Stressoren ausgesetzt sind (Bar-Haim et al., 2007). Aber auch der unsicher-vermeidende Bindungsstil scheint mit einem erhöhten Risiko für die Entwicklung von Angststörungen einherzugehen. Während Kinder mit einer unsicher-ambivalenten Bindung eher Trennungsangst entwickeln, da sie daran gewöhnt sind, ständig die Aufmerksamkeit ihrer Bezugsperson einzufordern, liegt nahe, dass Kinder mit einer unsicher-vermeidenden Bindung, die daran gewöhnt sind, mit Ablehnung umzugehen, eher soziale Ängste entwickeln (Manassis, 2011).

In einer Metaanalyse von Colonnesi et al. (2011) konnte gezeigt werden, dass eine moderate Korrelation ($r = 0{,}30$) zwischen unsicheren Bindungsstilen und Angst in der Kindheit und Adoleszenz besteht. Obwohl bisher keine eindeutige Kausalität zwischen den unsicheren Bindungsstilen und späteren Angstsymptomen bzw. Angststörungen belegt werden konnte, beeinflusst diese sicherlich das soziale Funktionsmuster auf eine Art und Weise, die Menschen für Angstsymptome vulnerabler machen kann. So haben Kinder mit unsicheren Bindungsmustern im Vergleich zu Kindern mit sicheren Bindungsmustern tendenziell mehr Schwierigkeiten, Freundschaften zu schließen und soziale Probleme zu lösen (Sroufe et al., 1993). Kinder mit unsicheren Bindungsmustern werden außerdem eher als schüchtern oder auch aggressiv wahrgenommen und haben ein höheres Risiko, von Gleichaltrigen schikaniert oder abgelehnt zu werden (Dykas et al., 2008). Darüber hinaus können Bindungsmuster in der Kindheit auch im späteren Leben Einfluss auf Erwachsene haben: Personen, die als Kinder unsichere Bindungsmuster hatten, neigen zu einem geringeren Selbstwertgefühl und zu Schwierigkeiten in Freundschaften und romantischen Beziehungen (McCarthy, 1999).

Neben den unterschiedlichen Bindungsstilen spielen allerdings auch noch andere soziale Faktoren wie beispielsweise der Erziehungsstil der Eltern in Bezug auf die Entstehung von Angststörungen eine Rolle. Der Einfluss des elterlichen Erziehungsstils ist bisher lediglich wenig untersucht. Dennoch geben einige Studien Hinweise darauf, dass ein überbehütender und kontrollierender Erziehungsstil im Zusammenhang mit Angststörungen zu stehen scheint (Asbrand et al., 2015). Weitere Aspekte des Erziehungsstils, die die Entstehung von Angststörungen begünstigen können, sind geringe emotionale Wärme und Feinfühligkeit (In-Albon & Pfeiffer, 2021). Bei Studien, die den Einfluss von Erziehungsstilen auf die Entwicklung von Angststörungen untersuchen, handelt es sich häufig um retrospektive Studien. Aus diesem Grund ist meist nicht klar, ob die Erziehungsstile Angststörungen, zumindest teilweise, auslösen oder ob Menschen mit Angststörungen im Allgemeinen eine erhöhte Sensitivität für Muster zwischenmenschlicher Interaktion wie Zurückweisung haben. Im Kontext des elterlichen Erziehungsstils sind auch traumatische Erlebnisse in der Kindheit, wie beispielsweise das Erleben körperlicher Gewalt oder von Vernachlässigung, zu erwähnen, die mit Angstsymptomen im späteren Leben in Zusammenhang gebracht werden können. Auch negative soziale Erlebnisse wie das Erleben von Ablehnung durch Gleichaltrige oder Mobbing können als Risikofaktor für spätere Angstsymptome identifiziert werden.

## 2.2 Störungsspezifische Theorien

Die Angst vor dem Erbrechen hat in der Forschung bisher wenig Aufmerksamkeit erhalten und wird in der aktuellen Ausgabe des DSM in die gemischte Kategorie Spezifische Phobie (Anderer Typus) eingeordnet (APA, 2018). Dies hat zur Folge, dass die Evidenzlage zur Emetophobie als eigenständige Erkrankung gering ist. In Studien, die sich mit der Klassifikation von Phobien und den Merkmalen dieser befassen, wird die Kategorie Anderer Typus bzw. die Emetophobie kaum oder meist gar nicht erwähnt (Boschen, 2007). Dementsprechend ist die Anzahl an spezifischen Modellen zur Entstehung und Aufrechterhaltung der Emetophobie begrenzt und bislang gibt es lediglich zwei wichtige Störungsmodelle.

Das erste Störungsmodell stammt von Mark Boschen (Boschen, 2007; vgl. Abbildung 11). Bei diesem Modell steht die Tendenz zur Somatisierung sowie die katastrophisierende Bewertung gastrointestinaler Reize im Mittelpunkt. Das Modell unterscheidet drei Abschnitte: die prädisponierenden Faktoren, die akute Phase und die Aufrechterhaltungsphase. Boschen geht in seinem Modell davon aus, dass Menschen mit Emetophobie zwei Aspekte in sich tragen, die sie für die Entwicklung der Emetophobie prädisponieren. Zum einen ist dies eine allgemeine Angstvulnerabilität, die auch bei anderen Angststörungen eine Rolle spielt. Zum anderen ist das eine besondere Tendenz von Menschen mit Emetophobie, Angst durch somatische und insbesondere gastrointestinale Symptome wie Übelkeit oder flauen Magen auszudrücken. Da Menschen mit Emetophobie häufig aversive Erfahrungen mit dem eigenen Erbrechen oder dem Erbrechen anderer gemacht haben, kann die Entstehung der Emetophobie auf eine medizinische Erkrankung wie beispielsweise eine Magen-Darm-Grippe folgen. Dies kann zur Hypervigilanz in Bezug auf gastrointestinale Reize beitragen.

Wenn Menschen mit dieser Vulnerabilität Stress erfahren oder sich in akuten Situationen befinden, in denen gastrointestinale somatische Symptome auftreten können, neigen sie dazu, eigentlich neutrale Reize als bedrohlich und unmittelbar bevorstehende Gefahr zu interpretieren. Ungefährliche assoziative Lernerfahrungen mit erlebtem eigenem oder fremdem Erbrechen können diese Überzeugung noch verstärken und sind bei Menschen mit Emetophobie aufgrund der Tendenz zur Somatisierung besonders häufig. Die resultierende Eskalation der Symptome vervollständigt dann eine positive Rückkopplungsschleife, in der die Zunahme der interozeptiven gastrointestinalen Reize als weiterer Beweis dafür gewertet wird, dass das Erbrechen unmittelbar bevorsteht. Im Gegensatz zur Panikstörung, bei der die gefürchteten Folgen (z. B. Herzinfarkt) nur mit äußerst geringer Wahrscheinlichkeit eintreten, kann bei der Emetophobie das befürchtete Erbrechen als Folge der Angst tatsächlich eintreten. Dies erhöht die Wahrscheinlichkeit dafür, dass assoziative Lernerfahrungen gemacht werden, bei der die Person mit Emetophobie tatsächlich erbricht. Es kann davon ausgegangen werden, dass somit eine Assoziation zwischen normalen gastrointestinalen Reizen und der Angst vor dem Erbrechen entsteht, die besonders schwer aufzulösen ist.

In seinem Modell geht Boschen außerdem von zwei weiteren Feedbackschleifen aus, die vor allem in der Aufrechterhaltungsphase der Emetophobie von Relevanz sind. Die erste Feedbackschleife hängt damit zusammen, dass die Emetophobie durch sich abwechselnde Phasen von erstens akuter Angst vor dem Erbrechen und zweitens Sorgen und Verhaltensänderungen aufgrund der akuten Angstphasen charakterisiert ist. Die Sorgen und Ängste, die durch das Erleben akuter Angst oder aufgrund assoziativer Lernerfahrungen entstanden sind, bewirken, dass sich Menschen mit Emetophobie kontinuierlich in einem Zustand erhöhter Sensitivität für interozeptive Reize befinden. Diese Sensitivität prädisponiert Menschen mit Emetophobie wiederum dazu, zukünftige gastrointestinale Symptome leichter zu bemerken. Da gastrointestinale Empfindungen im Grunde täglich, auch bei einer normal ablaufenden Verdauung, auftreten, reichen diese bei der vorliegenden Sensitivität aus, um eine katastrophisierende Interpretation der Empfindungen hervorzurufen, wodurch Menschen mit Emetophobie wieder in die Phase akuter Angst vor dem Erbrechen gelangen.

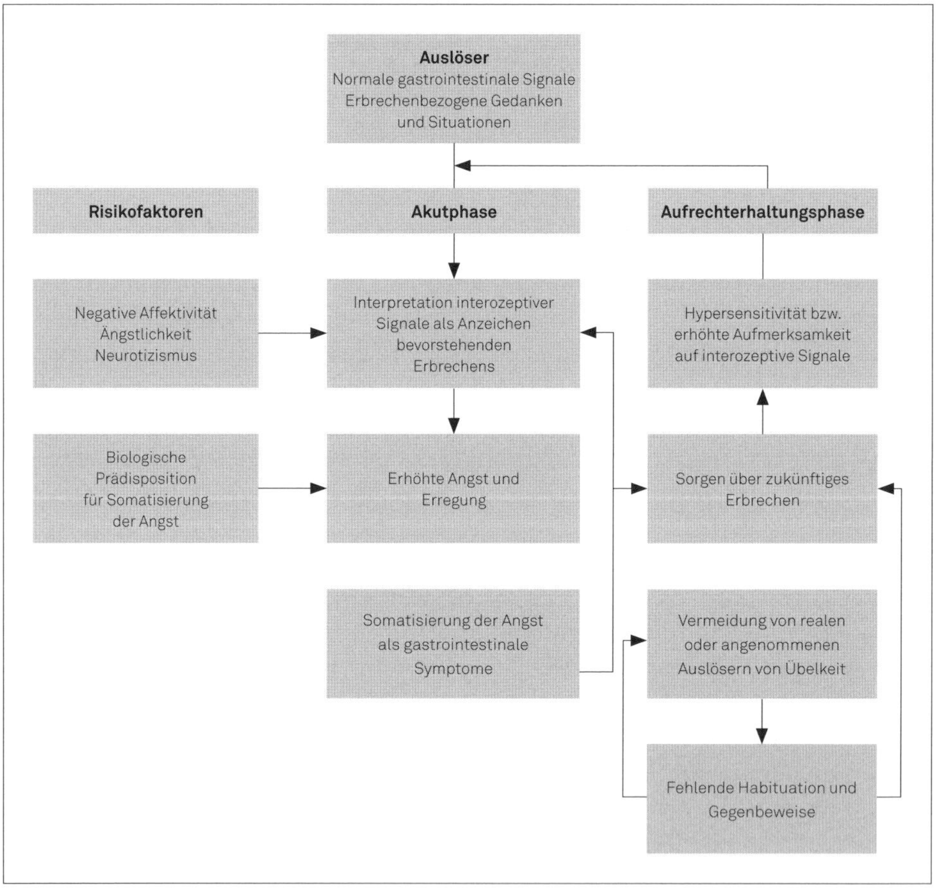


**Abbildung 11:** Störungsmodell der Emetophobie nach Boschen (2007)

Die zweite Feedbackschleife hängt mit dem Vermeidungsverhalten und vor allem der Vermeidung von Übelkeit zusammen. Hierbei führt die Sorge vor Übelkeitsepisoden und daraus resultierendem Erbrechen dazu, dass Betroffene Reize vermeiden, von denen sie befürchten, dass sie die Wahrscheinlichkeit weiterer Übelkeitsepisoden erhöhen könnten. Es gibt eine große Bandbreite an Reizen und Situationen, die somit von Menschen mit Emetophobie vermieden werden. Durch die Vermeidung gelingt es den Betroffenen allerdings nicht, sich an das Auftreten gastrointestinaler Angstsymptome zu gewöhnen, was wiederum bedeutet, dass die Wahrnehmung solcher Reize zukünftig noch mehr Angst auslösen wird. Zudem können Betroffene aufgrund der Vermeidung nicht am eigenen Leib erfahren, dass gastrointestinale Symptome und Übelkeit nicht automatisch zu anschließendem Erbrechen führen müssen. Das Gefühl der Selbstwirksamkeit angesichts des Erlebens gastrointestinaler Symptome ist somit reduziert, was das Vermeidungsverhalten weiter verstärkt.

Das zweite Störungsmodell stammt von David Veale (Veale, 2009; vgl. Abbildung 12). Bei diesem stehen aversive Erinnerungen an das Erbrechen im Mittelpunkt, die mit Angst verbunden werden. Veale geht davon aus, dass vergangene aversive Erfahrungen mit dem eigenen Erbrechen oder dem Erbrechen anderer mit der Gegenwart verschmelzen, sodass sie erneut so erlebt werden, als ob sie sich wiederholen würden. Ist die Assoziation zwischen den assoziativen Erinnerungen und der Angst einmal erlernt, so wird Übelkeit im Wesentlichen als unmittelbares Anzeichen von bevorstehendem Erbrechen bewertet. Dieses wird als extrem unangenehm wahrgenommen, was zu weiterer Angst und Übelkeit führt. Im Modell von Veale können Menschen mit Emetophobie unterschiedliche Reaktionen auf die subjektiv wahrgenommene Bedrohung durch bevorstehendes Erbrechen zeigen:
- Vermeidung von Gedanken und Bildern an eigenes Erbrechen oder das Erbrechen anderer Personen sowie von interozeptiven Hinweisreizen;
- Vermeidung äußerer Faktoren, die zu Übelkeit und Erbrechen führen könnten;
- Hypervigilanz auf externe Bedrohungen (z. B. Personen, die krank sein könnten) oder auf körpereigene Hinweisreize;
- Planung von Fluchtwegen, falls sich andere Personen übergeben könnten;
- übersteigertes Verantwortungsgefühl und der Glaube an die eigene Fähigkeit, das eigene Erbrechen verhindern zu können;
- Sicherheitsverhaltensweisen einschließlich zwanghafter Kontrolle und Suche nach Beruhigung.

All diese Reaktionen führen meist unbeabsichtigterweise dazu, dass die Häufigkeit der Gedanken an Übelkeit und Erbrechen zunimmt. Die Vermeidung von Situationen und auch Personen, die mit der Angst vor dem Erbrechen assoziiert sind, verhindert die Löschung der Assoziation zwischen aversiven Erinnerungen und der Angst. Somit bleibt die Emetophobie bestehen und wird sogar noch weiter verstärkt.

Bei der Betrachtung der Störungsmodelle von Mark Boschen und David Veale fällt auf, dass zwar unterschiedliche Aspekte als zentral betrachtet werden, dennoch sind die grundlegenden Modellkomponenten ähnlich. Es ist aufgrund der dünnen

Forschungslage zur Emetophobie nicht geklärt, welches Modell das tatsächliche Ursachengefüge eher widerspiegelt, dennoch wird auf Basis der störungsspezifischen sowie störungsunspezifischen Modelle deutlich, dass mehrere Faktoren an der Entstehung und Aufrechterhaltung der Emetophobie beteiligt sind. Durch eine genauere Betrachtung dieser Faktoren lässt sich ein Rational für die Behandlung der Emetophobie ableiten (Metzner, 2020).

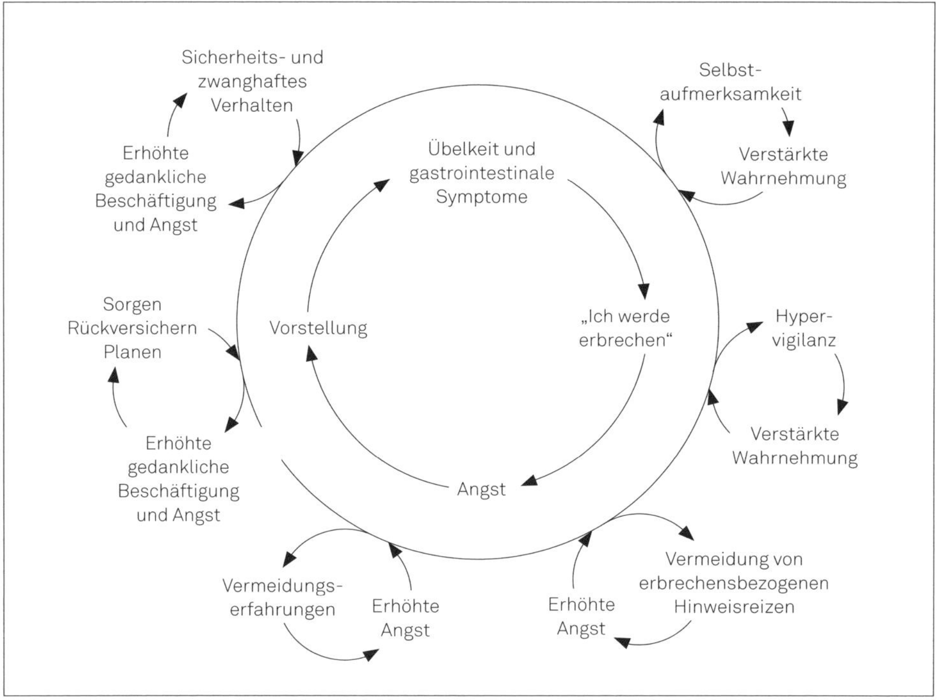


**Abbildung 12:** Störungsmodell der Emetophobie nach Veale (2009)

# 3 Diagnostik

In diesem Kapitel werden Emetophobie-spezifische Interview- und Fragebogenverfahren vorgestellt. Wie in den Kapiteln 1.5 bis 1.7 dargestellt, ist für eine umfassende Diagnostik natürlich nicht nur die Betrachtung Emetophobie-spezifischer Instrumente nötig, sondern auch der Ausschluss von anderen oder Feststellen von komorbiden körperlichen Erkrankungen und psychischen Störungen. Hierzu können beispielsweise die anderen Sektionen der unten genannten Interviewverfahren genutzt werden und ärztliche Untersuchungsbefunde herangezogen werden. Falls die emetophobischen Ängste mit einer Einschränkung der Nahrungsaufnahme und entsprechend niedrigem Körpergewicht einhergehen, kann zur Einschätzung des Schweregrades oder Differenzialdiagnose einer Essstörung der BMI in Betrachtung gezogen werden (vgl. Kasten).

**Body Mass Index (BMI)**

Falls der:die Patient:in ein dünnes Erscheinungsbild hat, ist der BMI ein leicht zu bestimmendes Maß zur Einschätzung von Unter- und Normalgewicht, da hierzu nur die Körpergröße und das Körpergewicht erfragt oder bestenfalls gemessen werden muss. Wie in den vorangegangenen Kapiteln erwähnt, definiert die Weltgesundheitsorganisation Untergewicht bei Erwachsenen ab einem BMI von unter 18,5 kg/m$^2$ (WHO/BfArM, 2022). Durch wachstumsbedingte Veränderungen des Verhältnisses von Fettmasse und fettfreier Masse im Kindes- und Jugendalter wird der hier errechnete BMI mit dem BMI einer Vergleichsstichprobe von Gleichaltrigen des gleichen Geschlechts verglichen (Kromeyer-Hauschild et al., 2001). Dieses geschlechts- und altersspezifische BMI-Perzentil kann beispielsweise unter https://adipositas-gesellschaft.de/aga/bmi4kids (oder unter Verwendung österreichischer Referenzwerte unter https://wachstum.at) berechnet werden. Zur Definition von Untergewicht wird oftmals ein Perzentil von unter 10 herangezogen (Kromeyer-Hauschild et al., 2001), nach ICD-11 ein Perzentil von unter 5 (WHO/BfArM, 2022).

Die diagnostische Relevanz der Betrachtung der BMI-Perzentile kann man sich durch ein Rechenbeispiel verdeutlichen: Ein 12-jähriges Mädchen, das 1,50 m groß ist und 36,0 kg wiegt, hat einen BMI von 16,0 kg/m$^2$. Eine Erwachsene mit dem demselben BMI würde daher als untergewichtig eingeschätzt werden. In der Häufigkeitsverteilung des BMI bei 12-jährigen Mädchen entspricht ein BMI von 16,0 kg/m² allerdings einem Perzentil von 15,9, es haben also 15,9 % der 12-jährigen Mädchen einen BMI von unter 16,0 kg/m². Da das Mädchen also über dem 5. bzw. 10. Perzentil liegt, würde es als normalgewichtig eingestuft werden (vgl. Abbildung 13).

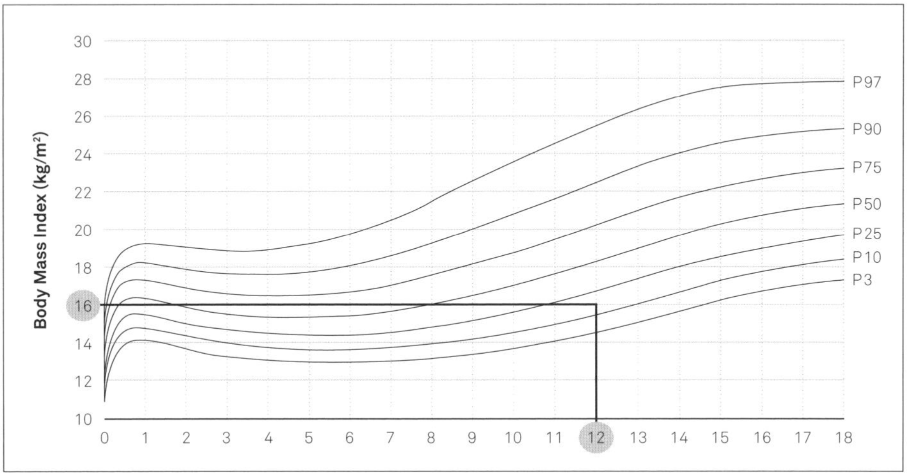


**Abbildung 13:** BMI-Perzentile für weibliche Personen zwischen 0 und 18 Jahren nach Kromeyer-Hauschild et al. (2001). Die dicken, schwarzen Linien verdeutlichen, dass ein 12-jähriges Mädchen mit einem BMI von 16,0 kg/m² im Normalgewichtsbereich liegt.[2]

Zusätzlich sollte man bei der Einschätzung der Relevanz eines niedrigen Körpergewichts aber immer auch beachten, dass die von der Weltgesundheitsorganisation vorgeschlagenen Grenzwerte letztlich eine künstliche Kategorisierung eines kontinuierlichen Maßes darstellen und nur als Orientierungshilfe dienen sollten. Wenn eine Person beispielsweise leicht unterhalb der Grenzwerte zum Normalgewicht liegt, zeigt dies nicht unbedingt einen kritischen, behandlungsbedürftigen körperlichen Zustand an: Eine Person mit einem BMI von 18,4 kg/m² unterscheidet sich schließlich kaum von einer Person mit einem BMI von 18,6 kg/m²! Je niedriger das Körpergewicht ist, desto relevanter wird es natürlich. In den diagnostischen Kriterien für Anorexia nervosa schlägt die Weltgesundheitsorganisation einen BMI von 14,0 kg/m² bzw. ein Perzentil von 0,3 für die Definition eines kritisch erniedrigten Körpergewichts vor – spätestens hier sollte in der Regel eine stationäre Behandlung erfolgen.

2 Abdruck erfolgt mit Genehmigung von Springer Nature: Kromeyer-Hauschild et al. (2001). Perzentile für den Body-mass-Index für das Kindes- und Jugendalter unter Heranziehung verschiedener deutscher Stichproben. *Monatsschrift Kinderheilkunde, 149*, 807–818.

## 3.1 Interviewverfahren

### 3.1.1 Strukturiertes Klinisches Interview für DSM-5-Störungen

Das *Strukturierte Klinische Interview für DSM-5-Störungen (Structured Clinical Interview for DSM-5, SCID-5)* ist ein halbstrukturiertes Interview für die Diagnostik von psychischen Störungen nach DSM-5. Tatsächlich handelt es sich aber nicht um ein einziges Interview, sondern es existieren drei verschiedene Versionen: eine klinische Version (Clinician Version, SCID-5-CV), eine Forschungsversion (Research Version, SCID-5-RV) und eine Version zur Diagnostik von Persönlichkeitsstörungen (Personality Disorders, SCID-5-PD). Deutschsprachig sind allerdings nur das SCID-5-CV (Beesdo-Baum et al., 2019a) und das SCID-5-PD (Beesdo-Baum et al., 2019b) verfügbar. Im Modul *Angststörungen* des SCID-5-CV finden sich diagnostische Fragen zur Panikstörung, Agoraphobie, Sozialer Angststörung und Generalisierter Angststörung – allerdings nicht zu spezifischer Phobie. Lediglich das Modul *Screening für andere aktuelle Störungen* enthält eine Frage, ob es in den vergangenen sechs Monaten Dinge gab, die einen „besonders ängstlich oder nervös gemacht haben, wie Flugzeug fliegen, Blut sehen, eine Spritze bekommen, Höhen, geschlossene Räume oder bestimmte Tiere oder Insekten" (Beesdo-Baum et al., 2019a; S. 91). Auch für andere psychische Störungen, die differenzialdiagnostisch bei Emetophobie relevant sind (z. B. Störung mit Trennungsangst, Anorexia nervosa, ARFID, Somatische Belastungsstörung, Krankheitsangststörung) gibt es nur einzelne Screening-Fragen. Während sich das SCID-5-CV also zwar für die Differenzialdiagnostik oder Feststellen von komorbid vorliegenden anderen Angststörungen und weiteren psychischen Störungen eignet, ist eine umfassende Diagnostik bei Emetophobie eher weniger geeignet.

### 3.1.2 Diagnostisches Interview bei psychischen Störungen

Das *Diagnostische Interview bei psychischen Störungen (DIPS)* ist ein halbstrukturiertes Interview für die Diagnostik von psychischen Störungen nach DSM-5 und ICD-10. Ähnlich wie beim SCID-5 handelt es sich tatsächlich aber nicht um ein einziges Interview, sondern es existieren sogar vier verschiedene Versionen: das DIPS für Erwachsene (Margraf et al., 2021), das Mini-DIPS als Kurzfassung des DIPS (Margraf & Cwik, 2017), das J-DIPS für Jugendliche (Margraf et al., 2017) und das Kinder-DIPS für Kinder und deren Eltern (Schneider et al., 2018). Im Gegensatz zum kostenpflichtigen SCID-5 stehen alle Versionen des DIPS im Repositorium der Ruhr-Universität Bochum (https://omp.ub.rub.de) frei zur Verfügung. In einer Studie zu den Gütekriterien des DIPS fiel die Interrater-Reliabilität vorwiegend gut bis sehr gut aus (Kröber et al., 2023).

Im Abschnitt zu Spezifischer Phobie im DIPS wird zunächst gefragt, ob es aktuell oder früher Situationen oder Objekte gab, vor denen man sich intensiv fürchtet oder gefürchtet hat. Danach erfolgt eine Einschätzung der Stärke der Angst bzw. des Ausmaßes der Vermeidung. Schließlich wird eine Liste mit Situationen, Objekten und Tätigkeiten durchgegangen, um die genaue spezifische Phobie zu bestimmen und in dieser Liste wird auch nach Erbrechen gefragt. Im Anschluss folgen noch weitere Fragen zur Charakterisierung der Angst und des Vermeidungsverhaltens sowie zur Differenzialdiagnostik. Das DIPS eignet sich somit für die Diagnostik bei Emetophobie im Erwachsenenalter.

Beim Mini-DIPS wird innerhalb des Abschnitts *Screening: Angstspektrum* zunächst eine Screening-Frage gestellt: „Fürchten oder vermeiden Sie andere Dinge wie z. B. bestimmte Tiere, Höhen, Flugreisen oder den Anblick von Blut und Verletzungen? Kam das früher vor?“ (Margraf & Cwik, 2017, S. 4). Bei Beantwortung mit „ja“ folgt eine offene Frage: „Sie hatten berichtet, dass Sie bestimmte Dinge fürchten oder vermeiden. Welche Dinge sind das?“ (Margraf & Cwik, 2017, S. 12). Das heißt, dass auch mit dem Mini-DIPS prinzipiell das Vorliegen einer Emetophobie diagnostiziert werden kann. Da allerdings nicht explizit nach Erbrechen gefragt wird, besteht potenziell die Möglichkeit, dass die befragte Person vielleicht bestimmte Situationen benennt, ohne dass hierbei die Angst vor Erbrechen als zentrale Angst zum Vorschein kommt.

Beim J-DIPS sind die Fragen im Wesentlichen identisch zum DIPS, außer dass sie in der Du-Form formuliert sind und dass der Schweregrad der einzelnen (vor allem körperlichen) Symptome konkret abgefragt wird. Ähnlich ist es beim Kinder-DIPS, in dem es sowohl eine Version zur Befragung der Eltern als auch eine Version zur Befragung der Kinder gibt. Sowohl das J-DIPS als auch das Kinder-DIPS eignen sich somit für die Diagnostik bei Emetophobie im Kindes- und Jugendalter.

### 3.1.3 Weitere Interviewverfahren

Die S3-Leitlinie zur Behandlung von Angststörungen (Bandelow et al., 2021) empfiehlt sowohl als Screening als auch zur genauen Erfassung von Symptomen zur Diagnosestellung einer Angststörung das *Mini-International Neuropsychiatric Interview* (*M.I.N.I.*; Sheehan et al., 1998). Diese Empfehlung überrascht, da sich das M.I.N.I. nur auf die veralteten Klassifikationssysteme DSM-IV und ICD-10 bezieht. Darüber hinaus ist auch völlig unklar, ob und wie eine deutschsprachige Version des M.I.N.I. bezogen werden kann. Daher sollte unseres Erachtens dieser Empfehlung keine Folge geleistet werden.

Die *Internationale Diagnosen Checklisten* (Hiller et al., 1995) enthalten Auflistungen der Diagnosekriterien – auch für spezifische Phobie – nach ICD-10 sowie Entscheidungshilfen für die Diagnose. Allerdings ist das konkrete diagnostische Vorgehen, wie z. B. die genauen Formulierungen oder Reihenfolge der Fragen, nicht festgelegt. Dies ermöglicht zwar maximale Flexibilität, geht aber vermutlich auf Kosten der Reliabilität und Validität der so gewonnenen Diagnosen.

## 3.2 Fragebogenverfahren

### 3.2.1 Emetophobia Questionnaire-13

Der *Emetophobia Questionnaire-13* (*EmetQ-13;* Boschen et al., 2013) erfasst die aktuelle, selbstberichtete, Emetophobie-spezifische Symptomatik in der letzten Woche. Der Fragebogen besteht aus 13 Aussagen, die auf einer Skala von 1 bis 5 beantwortet werden (1 = stimme überhaupt nicht zu, 2 = stimme nicht zu, 3 = weder noch, 4 = stimme zu, 5 = stimme voll und ganz zu, vgl. hierzu auch die deutschsprachige Version im Anhang auf Seite 117). Bei der deutschsprachigen Version (Hennemann et al., 2025) wurde die Antwortmöglichkeit „3 = unsure" mit „weder noch" übersetzt, da bei deutschsprachigen Fragebögen „unsicher" eine seltene Formulierung für die typische Mittelkategorie darstellt. In der Studie von Boschen et al. (2013) zeigten sich faktorenanalytisch drei Subskalen, wobei diagnostisch aber nur der Gesamtskalenwert in Betracht gezogen wird. Für diesen wurden Summenwerte gebildet, die somit zwischen 13 und 65 schwanken können.

Die Gesamtskala zeigte eine akzeptable bis hohe interne sowie Test-Retest-Reliabilität sowie Veränderungssensitivität im Rahmen einer psychotherapeutischen, Emetophobie-spezifischen Behandlung. Bei Personen mit Emetophobie zeigten sich mittelhohe, positive Zusammenhänge zwischen den EmetQ-13-Gesamtwerten und relevanten Konstrukten wie Ekelempfindlichkeit, Zwangsstörungssymptomatik, Depressivität, generalisierte Ängstlichkeit und gesundheitsbezogene Angst. Hinweise auf die konvergente Validität zeigten sich in einem positiven Zusammenhang mit dem Vermeidungsverhalten in einem Verhaltenstest (vgl. Kapitel 3.3). Überraschenderweise zeigten sich in der Studie von Boschen et al. (2013) nur kleine bis mittelhohe Zusammenhänge zwischen dem EmetQ-13 und dem *Specific Phobia of Vomiting Inventory (SPOVI)*, während diese Zusammenhänge in anderen Studien hoch ausfielen (Hennemann et al., 2025; Veale, Ellison et al., 2013).

In der Studie von Boschen et al. (2013) hatten Personen mit Emetophobie mit einem mittleren Summenwert von 37 signifikant höhere Werte als Personen mit anderen Angststörungen ($M = 27$) und Personen ohne Angststörungen ($M = 11$). Als möglicher Cut-Off-Wert, der mit sowohl hoher Sensitivität (96 %) als auch hoher Spezifität (94 %) zwischen Personen mit und ohne Emetophobie unterschied, wurde ein Summenwert von >22 vorgeschlagen. Hervorzuheben ist aber auch, dass die Personen mit Emetophobie zum größten Teil aus einer Online-Selbsthilfegruppe stammten. In einer Analyse einer Subgruppe von Patient:innen hatten diese allerdings mittlere Summenwerte von 52 bei Behandlungsbeginn und 43 bei Behandlungsende. Die Werte des EmetQ-13 scheinen also bei Personen mit Emetophobie, die eine psychotherapeutische Behandlung aufsuchen, substanziell höher zu sein als bei anderen Personen mit Emetophobie.

### 3.2.2 Specific Phobia of Vomiting Inventory

Das *Specific Phobia of Vomiting Inventory* (*SPOVI;* Veale, Ellison et al., 2013) erfasst – ähnlich wie der EmetQ-13 – die aktuelle, selbstberichtete, Emetophobie-spezifische Symptomatik in der letzten Woche. Der Fragebogen besteht aus 14 Aussagen, die auf einer Skala von 0 bis 4 beantwortet werden (vgl. hierzu auch die deutschsprachige Version im Anhang auf Seite 118). Bei der deutschsprachigen Version (Hennemann et al., 2025) wurden die Antwortmöglichkeiten leicht angepasst („0 = nie", „1 = selten", „2 = manchmal", „3 = oft", „4 = (fast) immer"), da diese im englischsprachigen Original keine einheitliche Abstufung darstellen („0 = not at all", „1 = a little", „2 = often", „3 = a lot", „4 = all the time"). In der Studie von Veale, Ellison et al. (2013) zeigten sich faktorenanalytisch zwei Subskalen, die zwar in einer anderen Studie repliziert werden konnten, weitere Analysen aber zeigten, dass diese keinen interpretativen Mehrwert beinhalten und daher ein Gesamtskalenwert bevorzugt werden sollte (Maack et al., 2018). Für diesen wurden Summenwerte gebildet, die somit zwischen 0 und 56 schwanken können.

Die Gesamtskala zeigte eine hohe interne sowie Test-Retest-Reliabilität sowie Veränderungssensitivität im Rahmen einer psychotherapeutischen, Emetophobie-spezifischen Behandlung. Ähnlich wie beim EmetQ-13 zeigten sich mittelhohe, positive Zusammenhänge zwischen den SPOVI-Gesamtwerten und relevanten Konstrukten wie Ekelempfindlichkeit, Zwangsstörungssymptomatik und Depressivität, allerdings hohe Zusammenhänge mit generalisierter Ängstlichkeit und gesundheitsbezogener Angst. Da der EmetQ-13 und das SPOVI das gleiche Konstrukt (Emetophobie-Symptomatik) über den gleichen Zeitraum (letzte Woche) erfassen, korrelierten die Fragebögen erwartungsgemäß sehr hoch miteinander ($r = 0{,}82$). Die beiden Instrumente sind also im Wesentlichen austauschbar, in Anbetracht der teils redundanten Itemformulierungen des EmetQ-13 würden wir allerdings die Verwendung des SPOVI empfehlen.

In der Studie von Veale, Ellison et al. (2013) hatten Personen mit Emetophobie mit einem mittleren Summenwert von 31 signifikant höhere Werte als Personen aus der Allgemeinbevölkerung ($M = 2$). Als möglicher Cut-Off-Wert, der mit sowohl hoher Sensitivität (97 %) als auch hoher Spezifität (96 %) zwischen Personen mit und ohne Emetophobie unterschied, wurde ein Summenwert von >10 vorgeschlagen. Ähnlich wie beim EmetQ-13 lagen auch beim SPOVI die mittleren Summenwerte bei Patient:innen bei Beginn einer psychotherapeutischen Behandlung mit 37 leicht höher als in der Gesamtstichprobe von Personen mit Emetophobie und lagen am Ende der Behandlung bei 14, also noch über dem berechneten Cut-Off-Wert. Es ist also eher nicht damit zu rechnen, dass Patient:innen mit Emetophobie – trotz großer Fortschritte im Verlauf der Therapie – am Ende der Therapie so niedrige Werte auf dem SPOVI (oder dem EmetQ-13) erzielen, dass diese im Bereich von Personen ohne Emetophobie liegen.

Wie eine Analyse von Daten einer großen Stichprobe von Studierenden zeigt, haben über 80 % einen SPOVI-Gesamtwert von 0 bis 4, eine deutliche Mehrheit von Personen wählt also bei den meisten Items die Antwortkategorie „0 = nie" (Maack et al., 2018). Der von Veale, Ellison et al. (2013) vorgeschlagene Cut-Off-Wert von 10 entsprach in der Studie von Maack et al. (2018) dem 91,5. Perzentil, das heißt nur 8,5 % der Teilnehmenden hatte einen Wert von über 10. Dies bedeutet also, dass Personen ohne Emetophobie in der Regel die meisten Items verneinen und wenn bereits den meisten Items im Durchschnitt mit „1 = selten" oder „2 = manchmal" zugestimmt wird, stellt dieses Antwortmuster auffällig hohe Werte dar.

### 3.2.3 Fear of Food Questionnaire

Der *Fear of Food Questionnaire* (Zickgraf et al., 2022) wurde als transdiagnostisches Instrument für körperliche Krankheiten und psychische Störungen entwickelt, bei denen es zu einer Einschränkung der Nahrungsmenge oder -auswahl kommen kann, da negative Folgen der Nahrungsaufnahme vermieden werden sollen. Beispiele hierfür sind etwa das Reizdarmsyndrom, chronisch-entzündliche Darmerkrankungen (z. B. Morbus Crohn, Colitis ulcerosa), ARFID, Phagophobie (Angst vor dem Schlucken) und eben Emetophobie. Der Fragebogen besteht aus 18 Aussagen, für die die Ausfüllenden angeben sollen, wie sehr diese auf sie zutreffen (vgl. hierzu auch die deutschsprachige Version im Anhang auf Seite 119). Es können fünf Subskalenwerte berechnet werden, nämlich für verdauungsbezogene und nahrungsmittelbezogene Ängste, Vermeidung von Nahrung, soziale Einschränkung und Verlust von Freude am Essen, sowie ein Gesamtskalenwert. Sowohl die Subskalen als auch die Gesamtskala hatten in den Validierungsstudien eine akzeptable bis hohe interne sowie Test-Retest-Reliabilität (Zickgraf et al., 2022). Erwartungsgemäß gingen höhere Gesamt- und Subskalenwerte mit ausgeprägteren gastrointestinalen Beschwerden, höherer ARFID- und Emetophobie-Symptomatik sowie einer geringeren gesundheitsbezogenen Lebensqualität einher.

Da die Antworten auf einer Skala von 0 bis 5 beantwortet werden, können die Subskalen- und Gesamt-Mittelwerte somit zwischen 0 und 5 schwanken. Mittelwerte ab etwa 2 können als auffällig hoch angesehen werden, da in den Studien von Zickgraf et al. (2022) Personen mit Darmerkrankungen, Emetophobie oder ARFID Subskalen- und Gesamtwerte von etwa 2 bis 3 zeigten, während Personen in der

Kontrollgruppe Werte von etwa 1 oder niedriger erzielten. Im Rahmen der Emetophobie-Diagnostik könnte der Fragebogen somit eingesetzt werden, um bei einer bekannten Emetophobie das Ausmaß der Einschränkung der Nahrungsaufnahme zu quantifizieren. Wenn ein:eine Patient:in hohe Werte auf dem Fragebogen erzielt und noch unklar ist, ob es sich um eine Emetophobie handelt, sollte das Vorliegen körperlicher Erkrankungen (wie z. B. Darmerkrankungen) oder einer Essstörung abgeklärt werden.

### 3.2.4 Weitere Fragebogenverfahren

Für die Bestimmung des Schweregrades zu Behandlungsbeginn und die Kontrolle des Behandlungserfolgs wird in der S3-Leitlinie zur Behandlung von Angststörungen (Bandelow et al., 2021) als diagnosespezifische Selbstbeurteilungsskala bei spezifischer Phobie der *Fear Questionnaire* (Marks & Mathews, 1979) empfohlen, der verschiedene phobische Ängste abfragt. Tatsächlich enthielt der *Fear Questionnaire* in einer früheren Version (Marks & Herst, 1970) eine Frage zur Angst, andere beim Erbrechen zu beobachten oder selbst zu erbrechen, die allerdings nicht in der späteren Version enthalten ist. Dennoch werden beim *Fear Questionnaire* weiterhin für Emetophobie relevante Situationen abgefragt (z. B. mit anderen Menschen zusammen essen und trinken). Laut Hoyer et al. (2005) ist eine deutschsprachige Übersetzung des Fragebogens im Buch von Klann et al. (2003) zu finden.

Weiterhin wird in der S3-Leitlinie als Screening-Instrument „für alle Arten von Angststörungen und Depressionen" (Bandelow et al., 2021, S. 57) der *Patient Health Questionnaire-4* (*PHQ-4;* Kroenke et al., 2009) empfohlen. Neben zwei Items zu depressiver Symptomatik enthält der PHQ-4 zwei Items, die erfragen, wie oft man innerhalb der letzten zwei Wochen beeinträchtigt war durch (1) Nervosität, Ängstlichkeit oder Anspannung und (2) nicht in der Lage war, Sorgen zu stoppen oder zu kontrollieren. Der Fragebogen ist also wenig spezifisch für eine spezifische Phobie, sondern erfasst eher die Symptomatik einer Generalisierten Angststörung.

Für die Diagnostik von spezifischen Phobien wird von einigen Autor:innen oftmals die *Fear Survey Schedule* (Wolpe & Lang, 1964) genannt (Hoyer et al., 2005; Hoyer & Margraf, 2003). Obwohl der Fragebogen nicht direkt nach der Angst vor Erbrechen fragt, sind dennoch auch Emetophobie-relevante Situationen enthalten (z. B. Angst vor kranken Menschen). Allerdings fragt der Fragebogen auch Situationen und Objekte ab, die nicht typischerweise mit spezifischen Phobien in Verbindungen stehen und eine Überarbeitung des Fragebogens nötig erscheinen lassen (Antony, 2002). Außerdem ist die Verfügbarkeit einer deutschsprachigen Version fraglich, da hierfür stets ein nicht mehr lieferbares Buch von Schulte (1976) angeführt wird.

Der Fragebogen zu körperbezogenen Ängsten, Kognitionen und Vermeidung – der deutschsprachig als Testmanual verfügbar ist (Ehlers et al., 2001) – ist zwar kein

Emetophobie-spezifisches Instrument, sondern enthält Skalen, die ursprünglich für Agoraphobie entwickelt wurden. Dennoch erfasst dieser viele für Emetophobie relevante Gedanken und Verhaltensweisen. So werden beispielsweise verschiedene körperliche Symptome (z.B. Übelkeit) sowie Kognitionen (z.B. „Ich muss mich erbrechen") in angstbesetzten Situationen abgefragt sowie welche spezifischen Situationen oder Orte vermieden werden.

## 3.3 Verhaltenstests

Boschen et al. (2013) beschreiben einen *Behavioralen Annäherungs-Test*. Für diesen wurde eine Masse nach einem „Rezept" von McFadyen und Wyness (1983) zusammengemischt, die Erbrochenem ähnelt: Milchreis, Gemüsesuppe, Parmesankäse, Essig, Dickmilch. Etwa zwei Liter dieser Masse wurden in einem durchsichtigen Plastikbehälter vier Meter entfernt von der Eingangstür in einem Raum abgelegt. Die Teilnehmenden erhielten dann die unter Tabelle 3 beschriebene Instruktion und das Ausmaß der Annäherung an den Behälter wurde auf einer Skala von „10=Verweigerung der Aufgabe" bis „0=Taucht beide Hände in die Masse ein und riecht daran" eingeteilt (vgl. Tabelle 3). Höhere Werte repräsentierten somit eine stärkere Vermeidung der Erbrochenem-ähnelnden Substanz und diese gingen mit einer mittelhohen Effektstärke einher mit höheren Werten des EmetQ-13 ($r=0,39$).

**Tabelle 3:** Kategorien des Behavioralen Annäherungs-Tests nach Boschen et al. (2013; dt. Übersetzung durch die Autor:innen)[3]

| Annäherungsgrad | Beschreibung |
|---|---|
| 10 | Willigt der Ausführung der Aufgabe nicht ein, nachdem diese beschrieben wurde. |
| 9 | Willigt ein, die Aufgabe durchzuführen, aber weigert sich dann, den Raum zu betreten. |
| 8 | Betritt den Raum im Bereich des Türrahmens. |
| 7 | Steht maximal drei Meter entfernt vom Behälter. |
| 6 | Steht maximal zwei Meter entfernt vom Behälter. |
| 5 | Steht maximal ein Meter entfernt vom Behälter. |

3 Abdruck erfolgt mit Genehmigung von Elsevier: Boschen, M. J., Veale, D., Ellison, N. & Reddell, T. (2013). The emetophobia questionnaire (EmetQ-13): Psychometric validation of a measure of specific phobia of vomiting (emetophobia). *Journal of Anxiety Disorders*, *27*(7), 670–677.

**Tabelle 3:** Fortsetzung

| Annäherungsgrad | Beschreibung |
|---|---|
| 4 | Steht weniger als ein Meter entfernt vom Behälter. |
| 3 | Taucht eine Hand in die Masse ein. |
| 2 | Taucht beide Hände für weniger als 30 Sekunden in die Masse ein. |
| 1 | Taucht beide Hände für mindestens 30 Sekunden in die Masse ein. |
| 0 | Taucht beide Hände ein und hebt die Masse an, sodass der Geruch wahrnehmbar ist. |

*Anmerkung:* Die Personen werden folgendermaßen instruiert: „Sie werden diesen Raum betreten, in dem sich ein durchsichtiger Plastikbehälter vier Meter entfernt vom Türrahmen befindet. In dem Behälter befindet sich eine Masse, die Erbrochenem ähnelt. Sie werden diesen Raum betreten, gehen langsam zu dem Behälter, tauchen Ihre beiden Hände in die Masse ein und heben einen Teil der Masse in Richtung Ihres Gesichts, sodass Sie den Geruch eindeutig wahrnehmen können. Nachdem Sie den Raum betreten haben, können Sie die Annäherung jederzeit beenden, wenn Sie denken, dass Sie nicht mehr weiter gehen können. Sie sollten sich nicht genötigt sehen, die Aufgabe zu beenden, aber bitte gehen Sie so weit, wie Sie können."

Solche Verhaltenstests beinhalten also die direkte Beobachtung des Verhaltens in einer Phobie-relevanten Situation und sind somit wohl weniger anfällig für verzerrte Angaben bei Selbstberichtsmaßen (z.B. wenn sich die Person aufgrund jahrelangen Vermeidungsverhaltens gar nicht mehr an spezifische Details erinnert oder die erlebte Angstintensität überschätzt; Antony, 2002). Zusätzlich zur letztendlichen Annäherung an das Objekt können während eines Verhaltenstests auch weitere Variablen erhoben werden, wie z.B. die aktuell erlebte Angstintensität, aber auch weitere Symptome wie die aktuell erlebte Ekelintensität und -sensitivität sowie assoziierte Gedanken und körperlichen Empfindungen (Hood & Antony, 2012).

# 4 Behandlung

Zur Behandlung von Angststörungen und somit auch der Emetophobie stehen mehrere Therapieformen zur Verfügung. Eine dieser Therapieformen ist die Kognitive Verhaltenstherapie, die gemäß der S3-Leitlinie Angststörungen die Therapie der Wahl darstellt (Bandelow et al., 2021). In dieser Leitlinie wird auch genauer auf die Behandlung von spezifischen Phobien eingegangen. Hierbei wird vorgeschlagen, dass Patient:innen mit diesem Störungsbild eine Expositionstherapie angeboten werden sollte. Die Therapiedauer sollte entsprechend der Krankheitsschwere, vorliegenden komorbiden Störungen und psychosozialen Rahmenbedingungen gewählt werden. Außerdem wird empfohlen, dass Patient:innen mit spezifischer Phobie eine Expositionstherapie in virtueller Realität erhalten sollen, wenn die Durchführung von Expositionen in vivo nicht möglich ist.

Speziell für die Behandlung der Emetophobie gibt es allerdings keine Leitlinienempfehlungen. Die aktuelle Forschungslage zur Behandlung dieser Erkrankung ist sehr limitiert und beschränkt sich bisher fast ausschließlich auf Fallberichtsstudien bzw. Studien mit sehr kleinen Stichproben (Boschen & Jones, 2024). Die Therapieansätze, die in den unterschiedlichen Fallberichtsstudien angewandt werden, sind sehr heterogen. In einigen dieser Studien wird berichtet, dass verhaltenstherapeutische Ansätze genutzt wurden, was zu einer Symptomreduktion bei den Patient:innen geführt habe (z. B. Graziano et al., 2010; Hunter & Antony, 2009). Andere Studien wiederum berichten, dass andere Therapiemethoden wie beispielsweise Hypnotherapie (z. B. Ritow, 1979) oder traumafokussierte Ansätze genutzt wurden (z. B. de Jongh, 2012), was ebenfalls zu einer Symptomreduktion bei den Teilnehmenden geführt habe. Bisher gibt es lediglich eine randomisierte kontrollierte Studie, in der Patient:innen mit Emetophobie mit Kognitiver Verhaltenstherapie behandelt und mit Patient:innen einer Wartelistenbedingung verglichen wurden (Riddle-Walker et al., 2016). 24 Patient:innen wurden nach dem Zufallsprinzip entweder der Experimental- oder der Kontrollgruppe zugeordnet und erhielten somit entweder 12 Sitzungen mit Kognitiver Verhaltenstherapie oder wurden einer Warteliste zugewiesen. Die Ergebnisse der Studie zeigten, dass die Behandlung mit Kognitiver Verhaltenstherapie signifikant wirksamer war als das Warten. Sechs Patient:innen (50 %) der Experimentalgruppe erreichten klinisch bedeutsame Veränderungen im Vergleich zu zwei Patient:innen (16 %) der Kontrollgruppe. Außerdem wurde die Behandlung von den Teilnehmenden akzeptiert, die Drop-Out-Rate war niedrig. Die Studie von Riddle-Walker et al. (2016) zeigt somit, dass die Emetophobie wie auch andere Angststörungen eine Erkrankung ist, die mithilfe der Kognitiven Verhaltenstherapie behandelbar ist.

Dennoch profitierte nicht jeder:jede Teilnehmende von der Behandlung – in solchen Fällen kann dann ein intensiveres Therapieprogramm sinnvoller sein, möglicherweise auch im Sinne von gestufter Versorgung. Zwei wichtige Limitationen dieser Studie sind zum einen die kleine Stichprobengröße und zum anderen eine fehlende Follow-Up-Messung, um untersuchen zu können, ob die erzielten Erfolge bei den Teilnehmenden auch von Dauer waren. Eine weitere Behandlungsoption kann auch eine kognitiv-verhaltenstherapeutische Gruppentherapie sein. In einer Studie von Ahlen et al. (2015) nahmen 23 Personen mit Emetophobie an einer kognitiv-verhaltenstherapeutischen Gruppentherapie teil, die insgesamt zehn Sitzungen umfasste. Etwa die Hälfte der Teilnehmenden zeigte nach Abschluss der Therapie eine signifikante Verbesserung der Symptome oder sogar Remission. Zwei Drittel der Teilnehmenden zeigten Verbesserung der Symptome oder Remission bei der Follow-Up-Untersuchung, die drei Monate nach der letzten Sitzung stattfand. Obwohl auch bei dieser Studie methodische Limitationen wie eine fehlende Randomisierung zu nennen sind, ist diese Untersuchung ein Indikator für die Effektivität der kognitiv-verhaltenstherapeutischen Gruppentherapie bei Emetophobie.

Die Untersuchung der Wirksamkeit von Behandlungsansätzen bei der Emetophobie gestaltet sich aufgrund von kleinen Stichprobengrößen, hohen Drop-Out-Raten, hohen Komorbiditätsraten und der Heterogenität der Fälle als schwierig. Somit ist die Behandlung nicht standardisiert, weswegen nur wenige Betroffene eine leitliniengerechte Behandlung erhalten. In einer Studie von Veale und Lambrou (2006) wurden 100 Betroffene mit Emetophobie mithilfe eines Fragebogens zu bereits erfolgten Behandlungen befragt. 70 % der befragten Betroffenen gaben an, sich aufgrund ihrer Symptomatik an einen:eine Hausärzt:in gewandt zu haben und 67 % wären im Anschluss daran an einen:eine Psycholog:in oder Psychiater:in überwiesen worden. 29 % aller Befragten berichteten, irgendeine Form von Therapie erhalten zu haben, die sie als weitgehend unwirksam einstuften. 18 % der Stichprobe gaben an, eine Kognitive Verhaltenstherapie in Anspruch genommen zu haben, während die Verschreibung von Medikamenten, entweder Antidepressiva oder Mittel gegen Übelkeit und Erbrechen, die am häufigsten verordnete Therapie war. 35 % der Gesamtstichprobe hatten sich einer Hypnotherapie unterzogen und beschrieben deren Wirksamkeit als gering. Obwohl in der S3-Leitlinie für die Behandlung von spezifischen Phobien empfohlen wird, dass Betroffene eine Expositionstherapie erhalten sollen, ist dies also längst nicht immer der Fall.

Auch unter Psychotherapeut:innen gilt die Emetophobie als eine eher schwer zu behandelnde psychische Störung, was unter anderem mit der Durchführung von Expositionen in Zusammenhang gebracht werden kann. Bei der Emetophobie sind die Auslöser für Angst sehr vielfältig. Häufig können diese (z. B. Erbrechen anderer Personen, Konfrontation mit Erbrochenem auf der Straße) nicht unmittelbar hervorgerufen werden, weswegen die Planung von Expositionen im Vergleich zu anderen spezifischen Phobien, wie beispielsweise Höhenphobie, schwieriger sein kann. Für eine erfolgreiche Exposition ist allerdings die wiederholte Darbietung von Angstauslösern in ausreichender Intensität, Dauer und Frequenz wichtig (Rink, 2006). Neben der Planung von Expositionen ist vielen Patient:innen mit Emetophobie gemein, dass diese der Durchführung von Expositionsübungen skeptisch gegenüberstehen. In der Studie von Lipsitz et al. (2001) gaben nur 6 % der insgesamt 56 Befragten an, eine Expositionstherapie durchlaufen zu wollen. 54 % der Befragten berichteten, auf keinen Fall eine solche Therapie durchlaufen zu wollen, und 36 % gaben an, dass sie unsicher seien und nur eine Expositionstherapie in Betracht ziehen würden, wenn garantiert wäre, dass sie funktioniert.

In diesem Kapitel wird daher beschrieben, wie Psychotherapeut:innen die Behandlung von Patient:innen mit Emetophobie gestalten können und auch, welche Aspekte für Patient:innen wichtig sind, damit sie die Behandlung erfolgreich durchlaufen und beenden können. Ein besonderer Fokus im nachfolgenden Abschnitt liegt darauf, welche für die Emetophobie spezifischen Therapieelemente beachtet und einbezogen werden können.

## 4.1 Kognitive Verhaltenstherapie

Die Kognitive Verhaltenstherapie ist bei der Behandlung der Emetophobie die Methode der Wahl. Viele Betroffene haben, bevor sie sich zu einer Kognitiven Verhaltenstherapie entscheiden, bereits Therapien wie beispielsweise Hypnotherapie hinter sich gebracht, bemerken allerdings noch keine signifikanten Symptomreduktionen. Die Kognitive Verhaltenstherapie ist zum aktuellen Zeitpunkt die einzige evidenzbasierte und leitliniengerechte Behandlung, um die Emetophobie zu überwinden (Boschen & Jones, 2024). Sie zeichnet sich insbesondere dadurch aus, dass der Fokus während der Behandlung auf das Hier und Jetzt gelegt wird, das Vorgehen zielorientiert und strukturiert ist und dass Patient:innen die Unterschiede zwischen verzerrtem Denken und der Realität erlernen. Die Kognitive Verhaltenstherapie bei der Emetophobie umfasst mehrere Bausteine (vgl. Abbildung 14).

Natürlich steht am Anfang der Behandlung die Schilderung der Symptomatik und der Geschichte durch den:die Patient:in sowie das Ausfüllen von Fragebögen zur Diagnostik. Im Anschluss daran erfolgt die gemeinsame Festlegung von Therapiezielen. Den Patient:innen sollte der Unterschied zwischen Annäherungs- und Vermeidungszielen vermittelt werden. Beispiele für Annäherungsziele könnten sein „Ich möchte mit dem Flugzeug nach Schweden reisen“ oder „Ich möchte wieder in einem Restaurant essen können“, während sich Vermeidungsziele auf die bloße Vermeidung von Erbrechen beziehen. Es ist sinnvoll, den Fokus darauf zu legen, dass eher Annäherungsziele und weniger Vermeidungsziele formuliert werden (Russ & Christie, 2023). Im Anschluss daran erfolgt die Psychoedukation. Danach allerdings kann die Reihenfolge der Therapiebausteine individuell und in Abhängigkeit von der Symptomatik der betroffenen Person geplant werden. Metzner (2020) empfiehlt, dass das Erlernen von Atem- und Entspannungstechniken bei der Behandlung der Emetophobie möglichst früh erfolgen sollte, da viele Betroffene unter einer chronischen Übelkeit leiden, was den Alltag extrem einschränkt. Durch das Einüben der tiefen Bauchatmung und weiterer Entspannungsmethoden können die Betroffenen lernen, mit der Übelkeit umzugehen und sie auf ein geringeres Maß zu reduzieren. Dies ermöglicht häufig den Einstieg in andere Techniken der Kognitiven Verhaltenstherapie.

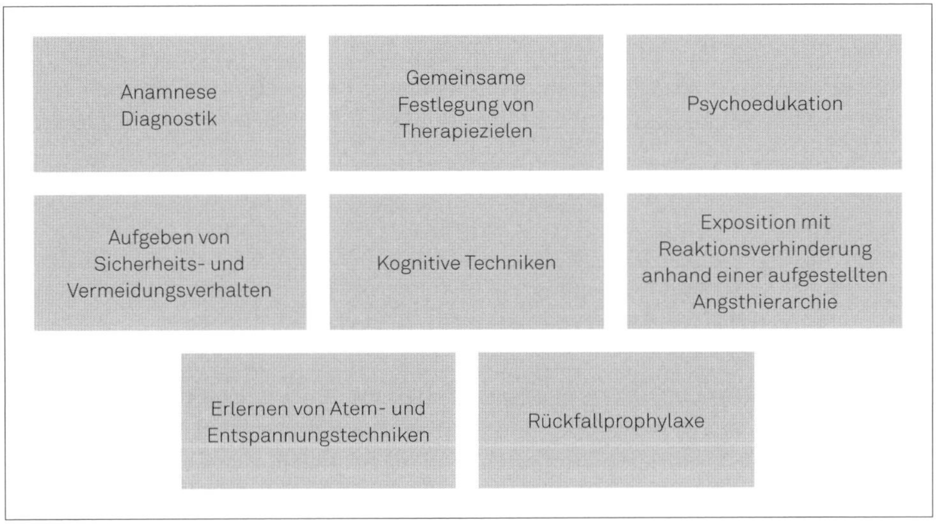


**Abbildung 14:** Therapiebausteine der Kognitiven Verhaltenstherapie zur Behandlung der Emetophobie

## 4.1.1 Psychoedukation

Die Psychoedukation ist ein integraler Bestandteil der Behandlung der Emetophobie und kann bei Patient:innen bereits Erleichterung auslösen, wenn sie erfahren und verstehen, woran sie genau leiden und woher ihre Symptome kommen. Natürlich sollte eine grundsätzliche Informationsvermittlung über Angststörungen und die Emetophobie im Besonderen basierend auf den Grundlagen psychophysiologischer Modelle wie beispielsweise dem Teufelskreismodell der Angst erfolgen. Dennoch gibt es einige Aspekte, die im Rahmen der Psychoedukation bei der Angst vor dem Erbrechen besonders sind.

Da viele Betroffene befürchten, in der Therapie ohne Vorwarnung mit dem Erbrechen konfrontiert zu werden oder gar sich selbst dazu bringen zu müssen, sich zu übergeben, nehmen sie unter anderem deshalb häufig keine Psychotherapie in Anspruch oder brechen sie frühzeitig ab. Es kann daher hilfreich sein, den Patient:innen früh zu kommunizieren, dass das Erbrechen in der Therapie nicht erzwungen wird, da der Vorgang des Erbrechens nicht das Problem als solches ist, sondern die Angst davor (Eckert et al., 2024). Bei der Behandlung mit Expositionen geht es daher darum, die Angst auf höhere Niveaus zu steigern und zu lernen, dieses Gefühl zu erkennen, als ungefährlich zu bewerten und es mit einer offenen Haltung zu tolerieren, ohne Sicherheitsverhaltensweisen anzuwenden oder sich anderweitig zu beruhigen. Meist ist das Vorgehen graduiert, das heißt, es wird mit Stimuli begonnen, die von Patient:innen als leicht eingeschätzt werden und sich dann kontinuierlich in ihrer eingeschätzten Schwierigkeit steigern (Russ & Christie, 2023).

Außerdem müssen Expositionen mehrfach wiederholt werden, was bei selbstinduziertem Erbrechen zum einen nicht den ethischen Standards der Psychotherapie entsprechen würde und zum anderen ungünstig für den Organismus (z.B. aufgrund von Schäden an der Zahnsubstanz) wäre. Zudem sollten Therapeut:innen ihren Patient:innen mitteilen, dass sie auch nicht ohne ihr Einverständnis mit Bildern oder Videos mit Erbrechen konfrontiert werden. Den Betroffenen sollte vermittelt werden, dass sie die Kontrolle über die Inhalte der Therapie haben und vor der Durchführung von Expositionen abgesprochen wird, welche Übungen gemacht werden.

Im Rahmen der Psychoedukation können Therapeut:innen den Patient:innen einen kurzen Abriss über das Nervensystem und das Gehirn geben und erklären, was bei Angst auf der Ebene der Gedanken, Gefühle und des Körpers passiert. Somit wird den Betroffenen vermittelt, wie die somatischen Empfindungen wie Übelkeit sowie das Sicherheits- und Vermeidungsverhalten entstehen und wie diese die Symptomatik aufrechterhalten. Außerdem können Therapeut:innen den Mechanismus sowie die Relevanz des Erbrechens erläutern. Das Erbrechen ist ein adaptiver Prozess des Körpers, der die Überlebenswahrscheinlichkeit erhöht, wenn sich Schadstoffe im Körper befinden. Viele Patient:innen mit Emetophobie haben außerdem die Überzeugung, dass das Erbrechen lang andauert. Therapeut:innen können Betroffene darüber aufklären, dass das Erbrechen ein kurzer Prozess ist, der im Grunde oft nur wenige Sekunden anhält. Außerdem überschätzen viele Betroffene die Kontrolle, die sie über das Erbrechen ausüben können. Therapeut:innen können daher darstellen, dass das Erbrechen ein primitiver Reflex ist, der nicht unterdrückt werden kann, wenn er unmittelbar bevorsteht. Veale (2009) geht davon aus, dass sich die Häufigkeit des Erbrechens von Menschen mit und ohne Emetophobie nicht in bedeutsamer Weise unterscheidet, obwohl Menschen mit Emetophobie doch so viel Zeit und Mühe darauf verwenden, dieses zu verhindern. Zudem gehen Menschen mit Emetophobie häufig davon aus, dass sie sich nur übergeben, wenn sie etwas Falsches gegessen haben, weswegen das Essverhalten häufig stark beeinträchtigt ist. Therapeut:innen können Betroffenen erklären, dass das Erbrechen nicht nur durch verdorbene Lebensmittel hervorgerufen werden kann, sondern auch durch viele andere Aspekte, wie beispielsweise mechanische Ursachen oder Erkrankungen.

Neben Erklärungen über psychologische und somatische Vorgänge bei der Emetophobie ist es auch wichtig, Patient:innen in ihrem Erleben zu validieren und deutlich zu machen, dass das Erbrechen eine aversive Erfahrung sein und es verständlich sein kann, eine Emetophobie zu entwickeln. Wenn Patient:innen frühe aversive Erinnerungen an Erbrechen in der Kindheit schildern, ist das Validieren besonders wichtig. Therapeut:innen können deutlich machen, dass der Vorgang des Erbrechens vor allem als Kind panikerzeugend sein kann und Assoziationen mit Ersticken oder Sterben entstehen können. Gleichzeitig können Therapeut:innen den Ausblick geben, dass es möglich ist, diese Assoziationen als erwachsene Person zu berichtigen und zu lernen, dass diese nicht der Realität entsprechen.

### 4.1.2 Erlernen von Atem- und Entspannungstechniken

Auch außerhalb akuter Angst- und Spannungszustände neigen viele Menschen mit Emetophobie zur Brustatmung und atmen somit flach und schnell (Metzner, 2020). Die Brustatmung zeichnet sich dadurch aus, dass verschiedene Muskeln im Oberkörper den Brustkorb anheben, wodurch sich der Lungenraum vergrößert und sich die Lunge ausdehnt. Bei dieser Form der Atmung spannen Betroffene auch ihre Bauchmuskulatur an. Durch die permanente Anspannung dieser wird verhindert, dass sich das Zwerchfell, eine dünne Muskelschicht zwischen Brust- und Bauchraum, nach unten bewegt und somit auch den Magen-Darm-Trakt in Bewegung versetzt. Betroffene nehmen diese normalen Bewegungen des Magen-Darm-Trakts oftmals als unangenehm war und interpretieren diese als Vorläufer möglichen Erbrechens. Eine flache Brustatmung vermindert also – wenn auch unbewusst – aus Sicht der Betroffenen das Risiko, sich übergeben zu müssen. Häufig geht die Brustatmung mit innerer Unruhe, Anspannung und auch einem chronischen Hyperventilationssyndrom einher. Dieses ist von außen meist nicht zu erkennen und auch die Betroffenen nehmen es nicht bewusst wahr. Dennoch kann es mit zahlreichen Beschwerden wie beispielsweise Schwindel und Benommenheit, Missempfindungen im Halsbereich und Übelkeit einhergehen. Auf Basis dieser biologischen Mechanismen trägt die Brustatmung, die viele Menschen mit Emetophobie unbewusst meist anwenden, um das Erbrechen zu verhindern, dazu bei, dass das Symptom der Übelkeit paradoxerweise durch die Atmung hervorgerufen oder verstärkt wird.

Für die Therapie der Emetophobie ist es wichtig, dass Betroffene sich mit der Bauch- bzw. Zwerchfellatmung auseinandersetzen und erlernen, diese im Alltag sowie auch in herausfordernden und angstbesetzten Situationen anzuwenden.

Bei dieser Form der Atmung zieht sich das Zwerchfell bei der Einatmung zusammen bzw. bewegt sich in Richtung des Bauchraums, sodass Luft in die Lunge gelangen kann. Somit werden auch die Organe des Magen-Darm-Trakts bewegt. Die Zwerchfellatmung ist nur möglich, wenn die Muskulatur des Bauches locker und entspannt ist. Menschen mit Emetophobie können davon profitieren, wenn sie sich daran erinnern, ihre Bauchmuskulatur immer wieder zu entspannen und eine tiefere Atmung zuzulassen. Somit kann das chronische Hyperventilationssyndrom mit den damit einhergehenden Symptomen wie Übelkeit reduziert werden. Oftmals fühlt sich die Zwerchfellatmung für Betroffene zuerst noch unangenehmer als die bisher gewohnte Brustatmung an, da die Bewegungen der Organe des Magen-Darm-Trakts ungewohnt sind. Langfristig allerdings ist ein Ziel der Behandlung der Emetophobie, dass Betroffene sowohl im Alltag als auch in Situationen, in denen eine hohe emotionale Anspannung vorliegt, die Bauchmuskulatur bewusst entspannen und eine Zwerchfellatmung zulassen. Da das Symptom der Übelkeit bei vielen Betroffenen sehr raumgreifend ist, kann es hilfreich sein, vor der Reduktion von Sicherheits- und Vermeidungsverhaltensweisen sowie der Exposition mit Reaktionsverhinderung an der Normalisierung des Atemmusters zu arbeiten, sodass dieses als ein Anker in herausfordernden Situationen fungieren kann.

Um die Zwerchfellatmung zu üben, kann es besonders hilfreich sein, Atemübungen mit Biofeedback zu kombinieren. Es gibt verschiedene Arten von Biofeedback (z. B. Rückmeldung der Muskel- oder Gehirnaktivität mittels Elektromyografie und Elektroenzephalografie), im Zusammenhang mit der Atmung bietet sich aber insbesondere das sogenannte Herzratenvariabilitäts-Biofeedback an. Auch wenn es intuitiv meist so scheint, schlägt das Herz nie gleichmäßig, sondern die Abstände zwischen zwei Herzschlägen (R-R-Intervalle, benannt nach den R-Zacken im Elektrokardiogramm) variieren ständig. Das ist auch gut so, denn dies bedeutet, dass sich der Herzschlag schnell und flexibel je nach Bedarf anpassen kann. Entsprechend spricht gemeinhin eine hohe Variabilität der R-R-Intervalle für einen guten, körperlichen Gesundheitszustand (Jarczok et al., 2022). Eine niedrige Herzratenvariabilität ist dahingegen nicht nur mit diversen körperlichen Erkrankungen, sondern auch mit psychischen Störungen assoziiert. So weisen bspw. Personen mit Angststörungen meist eine geringere Herzratenvariabilität auf als Vergleichspersonen ohne Angststörungen (Cheng et al., 2022).

Die Variabilität der Herzschläge wird durch Aktivität des Nervus Vagus gesteuert, welcher als zehnter Hirnnerv aus dem Hirnstamm austritt und verschiedenste Organe als Teil des parasympathischen Nervensystems innerviert. So wirkt dieser beispielsweise auf den Sinusknoten – den „Schrittmacher“ des Herzens – und wird oftmals auch als „vagale Bremse“ bezeichnet: je stärker die vagale Aktivität auf den Sinusknoten, desto langsamer schlägt das Herz. Hervorzuheben ist darüber hinaus, dass der Vagusnerv ebenfalls die Lunge und den Gastrointestinaltrakt innerviert und gleichzeitig auch über verschiedene Schaltstellen mit Gehirnregionen, die mit Stress- und Emotionsregulation assoziiert sind, in Verbindung steht (Smith et al., 2017).

Da bei Personen mit Emetophobie die Wahrnehmung und Interpretation verschiedenster körperlicher Signale (z.B. Herzschlag, Atmung, Magengeräusche) zur Aufrechterhaltung der Erkrankung beitragen, spielt der Vagusnerv als wesentlicher Teil des Zusammenspiels zwischen Körper und Geist somit eine zentrale Rolle.

Die durch den Vagusnerv entstehende Variabilität der Herzschläge hängt vor allem mit zwei physiologischen Phänomenen zusammen: der respiratorischen Sinusarrhythmie und dem Baroreflex. Die respiratorische Sinusarrhythmie bezeichnet atmungsbedingte Änderungen der Herzrate: Beim Einatmen steigt die Herzfrequenz an, beim Ausatmen sinkt die Herzfrequenz. Warum dieses Phänomen auftritt, ist nicht abschließend geklärt, aber es wird vermutet, dass dadurch der Gasaustausch in den Blutgefäßen der Lungenbläschen verbessert wird. Beim Baroreflex detektieren Barorezeptoren in den Blutgefäßen Änderungen des Blutdrucks, welche dann Änderungen der Herzfrequenz bewirken (fällt der Blutdruck, steigt die Herzfrequenz und umgekehrt). Beide Phänomene werden bei langsamer Atmung (meist sechs Atemzüge pro Minute oder weniger) verstärkt, was sich beim Herzratenvariabilitäts-Biofeedback zu Nutze gemacht wird.

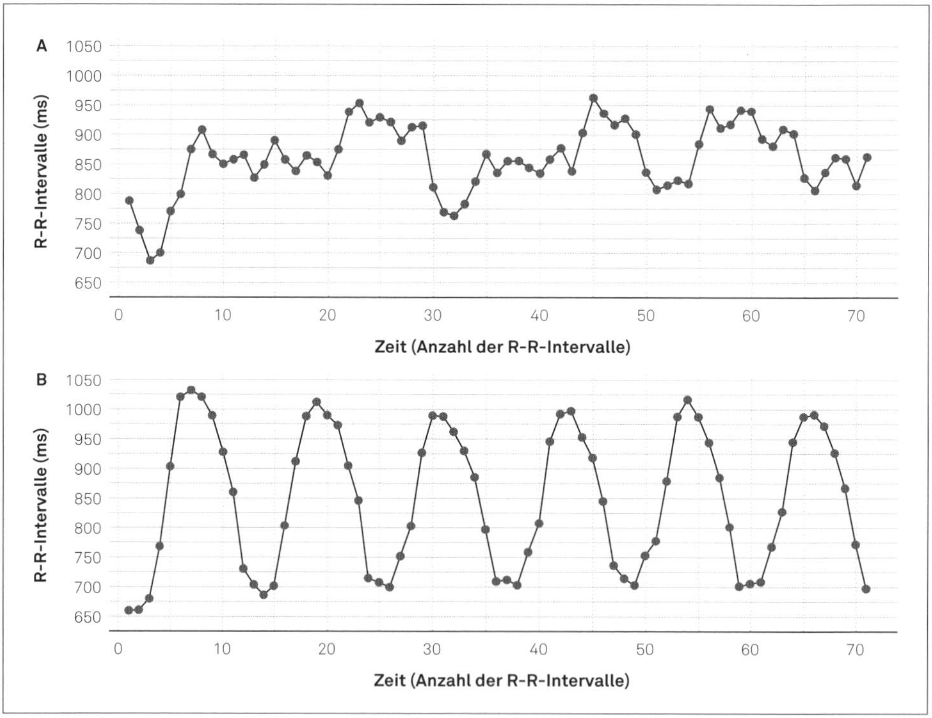


**Abbildung 15:** Abstände zwischen zwei Herzschlägen (R-R-Intervalle, benannt nach den R-Zacken im Elektrokardiogramm) einer Person während freier Atmung in Ruhe (A) und derselben Person während vorgegebener Atemfrequenz von sechs Atemzügen pro Minute (B). Die Daten stammen von einer Person, die in der Studie von Meule et al. (2012) teilnahm.

Abbildung 15 veranschaulicht die Effekte dieser langsamen Atmung, indem die einzelnen Abstände zwischen zwei Herzschlägen einer Person dargestellt sind. In Abbildung 15A ist zu sehen, dass während freier Atmung in Ruhe die Abstände zwischen zwei Herzschlägen variieren, allerdings relativ unsystematisch. Abbildung 15B stellt die R-R-Intervalle derselben Person dar, allerdings während dieser anhand eines sich auf- und abbewegenden Balkens eine Atemfrequenz von sechs Atemzügen pro Minute (5 Sekunden einatmen, 5 Sekunden ausatmen) vorgegeben wurde. Die respiratorische Sinusarrhythmie ist hier deutlich erkennbar: Bei den nach oben steigenden Linien werden die R-R-Intervalle länger (d.h. die Herzrate sinkt) – hier hat die Person ausgeatmet – und bei den nach unten steigenden Linien werden die R-R-Intervalle kürzer (d.h. die Herzrate steigt) – hier hat die Person eingeatmet. Obwohl also die Atmung gar nicht gemessen wurde, sondern lediglich die Herzaktivität, sind in Abbildung 15B sechs Atemzüge sichtbar. Darüber hinaus ist hier auch zu beobachten, dass sich die Amplitude der Schwankungen vergrößert: Die Abstände zwischen zwei Herzschlägen schwanken in Abbildung 15A in etwa zwischen 675 und 950 ms, in Abbildung 15B allerdings zwischen etwa 650 und 1.050 ms – durch die langsame Atmung erhöht sich also die Herzratenvariabilität.

Über den entspannenden Effekt, den diese langsame Atmung mit sich bringt, hinaus eignet sich die Aufzeichnung und Darstellung der Herzaktivität auch für psychoedukative Zwecke, nämlich zur Veranschaulichung des Zusammenspiels physiologischer Mechanismen und deren Beeinflussbarkeit: Ist man ängstlich und aufregt, atmet man schnell und flach, was wiederum die Herzrate erhöht und die Wahrnehmung dieser gleichzeitig die Angst noch verstärken kann (vgl. Störungsmodelle in der Abbildung 11 auf Seite 64 und in Abbildung 12 auf Seite 66). Eine verlangsamte Atmung – ggf. unter Zuhilfenahme eines Geräts, das die Atemfrequenz vorgibt – kann ein Ansatzpunkt sein, um aus diesem Teufelskreis auszubrechen, da sich dies wiederum senkend auf die Herzrate auswirkt. Bei Verfügbarkeit eines entsprechenden Biofeedback-Geräts, das anhand eines Bauchgurtes auch die Atmung misst, können diese Effekte noch deutlicher veranschaulicht werden, da der:die Patient:in beim Einüben einer langsamen Zwerchfellatmung in Echtzeit mitverfolgen kann, wie die Atmungs- und Herzaktivitätskurven größer bzw. langsamer werden und sich miteinander „synchronisieren“, das heißt stärker „aufeinanderliegen“.

Die „optimale“ Atemfrequenz hängt von verschiedenen Faktoren ab, unter anderem vom Blutvolumen und somit von der Körpergröße, liegt im Mittel aber bei sechs Atemzügen pro Minute (Hasuo et al., 2024). Das Verhältnis der Dauer des Einatmens und Ausatmens wird meist 1:1 gewählt (also z.B. 5 Sekunden einatmen und 5 Sekunden ausatmen) oder es wird eine längere Ausatmen-Phase verwendet (also z.B. 4 Sekunden einatmen und 6 Sekunden ausatmen). Bisherige Studien konnten bislang allerdings keine eindeutigen Vorteile eines bestimmten Verhältnisses nachweisen (Meehan & Shaffer, 2024). Neben der Kombination des langsamen Atmens mit der Zwerchfellatmung könnte außerdem die Anspannung der Beckenbodenmuskulatur während des Einatmens den Effekt auf die Herzratenvariabilität noch verstärken (Tatschl & Schwerdtfeger, 2022).

Professionelle Biofeedback-Geräte erfassen die Herzaktivität mittels Elektrokardiografie und die Atmung mittels eines Bauchgurtes und stellen diese in Echtzeit auf einem Monitor dar, was sich somit vor allem für die Durchführung in Praxen und Kliniken eignet. Für die Anwendung im Alltag wird die Herzratenvariabilität anhand von optischen Sensoren (Photoplethysmografie) mit extra hierfür gedachten, mobilen Geräten (z. B. der Qiu der Firma BioSign), Smartphones oder Smartwatches bestimmt (van Dijk et al., 2023). Darüber hinaus gibt es auch Geräte (z. B. den pneemo® Atemtakter) oder Smartphone-Apps, die visuell oder über Vibration eine langsame Atemfrequenz anleiten. Geübte Personen können die Atemübungen natürlich auch gänzlich ohne externe Hilfsmittel durchführen.

Insgesamt lässt sich festhalten, dass sich atmungsbezogene Entspannungstechniken wie zum Beispiel das Einüben der Zwerchfellatmung, Herzratenvariabilitäts-Biofeedback oder auch nur angeleitetes, langsames Atmen ohne Rückmeldung der Herzaktivität sehr gut für die Reduktion von Angstsymptomen eignen, was auch metaanalytisch nachgewiesen werden konnte (Leyro et al., 2021). Ein manualisiertes Vorgehen unter Verwendung von Herzratenvariabilitäts-Biofeedback im Rahmen einer Kurzintervention mit vier Sitzungen bei somatischer Belastungsstörung ist im Artikel von Klewinghaus und Martin (2022) zu finden.

### 4.1.3 Aufgeben von Sicherheits- und Vermeidungsverhaltensweisen

Wie bereits an anderer Stelle beschrieben, nutzen Menschen mit Emetophobie zahlreiche Strategien, um sich im Alltag ihrer Angst vor dem Erbrechen nicht stellen zu müssen. Für den Erfolg der psychotherapeutischen Behandlung der Emetophobie ist es allerdings unerlässlich, dass Betroffene ihr Sicherheits- sowie Vermeidungsverhalten abbauen. Diese Strategien verringern zwar kurzfristig den Stress und die Angst, langfristig allerdings halten sie die Symptomatik aufrecht. Dies kann Patient:innen beispielsweise anhand von Abbildung 16 veranschaulicht werden.

Therapeut:innen können zusammen mit den Patient:innen eine Liste aller genutzten Sicherheitsverhaltensweisen erstellen, in der auch angegeben wird, welche Verhaltensweisen eher leicht oder eher schwer abzubauen sind. Im Rahmen der Exposition mit Reaktionsverhinderung kann der Abbau des Sicherheits- und Vermeidungsverhaltens in Einzelschritte unterteilt werden, wenn es Patient:innen nicht möglich erscheint, dies auf einmal zu tun. Eine betroffene Person, die beispielsweise häufig Rückversicherung von ihren nahen Bezugspersonen sucht, sollte dies dann in einem ersten Schritt reduzieren, wobei das Ziel immer sein sollte, diese Suche nach Rückversicherung letztendlich vollständig unterlassen zu können. Wenn Patient:innen während einer Expositionsübung weiterhin eine Sicherheitsverhaltensweise anwenden, lernen sie dadurch, dass die Situation tatsächlich für sie bedrohlich war und sie diese nur mithilfe der Sicherheitsstrategie überstanden haben. Der Abbau von Sicherheits- und Vermeidungsverhaltensweisen ist somit essenziell wichtig.

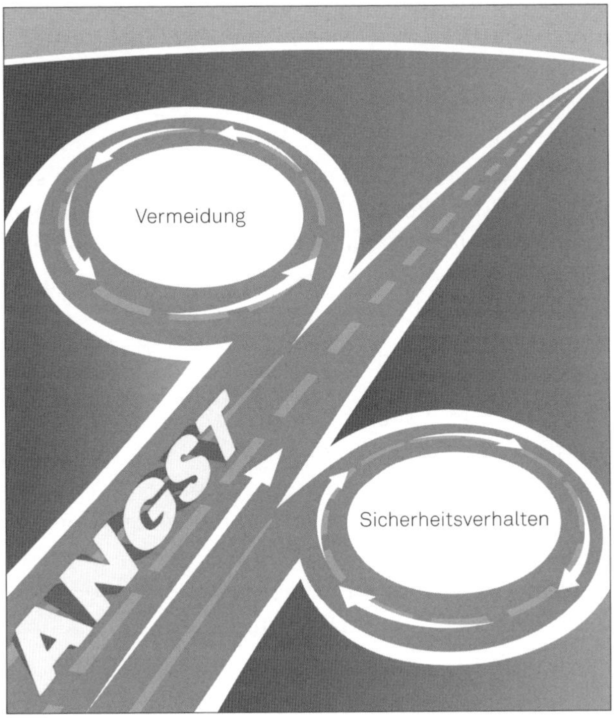


**Abbildung 16:**
„Road to recovery" nach Russ and Christie (2023), die die Relevanz des Abbaus von Sicherheits- sowie Vermeidungsverhaltensweisen im Rahmen der Therapie der Emetophobie aufzeigt (Illustration: Joseph Hanopol, https://minor-u.de)

## 4.1.4 Kognitive Techniken

Kognitive Techniken wie die kognitive Umstrukturierung sind in der verhaltenstherapeutischen Behandlung von Phobien und somit auch der Angst vor dem Erbrechen von großer Relevanz. Diese ermöglichen Patient:innen, störungsbezogene Gedanken zu identifizieren, diese auf ihren Realitätsgehalt oder ihr objektives Gefahrenpotenzial hin zu überprüfen und dementsprechend zu verändern. Boschen (2007) beschreibt, dass es im Rahmen der Anwendung kognitiver Techniken bei Patient:innen mit Emetophobie vor allem darum geht, diejenigen Kognitionen zu identifizieren und zu verändern, die sich darauf beziehen, dass gastrointestinale Empfindungen immer mit Erbrechen einhergehen. Veale (2009) gibt an, dass vor allem die folgenden Fragestellungen zu besprechen sind, um diese Kognitionen zu identifizieren:

- Wie häufig und in welchen Situationen erlebt der:die Patient:in ein Gefühl von Übelkeit oder andere gastrointestinale Missempfindungen?
- Wie stark glaubt der:die Patient:in in diesen Situationen, dass er:sie tatsächlich erbrechen wird?
- Wie stark glaubt der:die Patient:in in diesen Situationen, dass er:sie die Kontrolle verlieren oder vor Angst gelähmt sein könnte?

Therapeut:innen können in diesem Kontext auch versuchen, zu ergründen, warum der:die entsprechende Patient:in das Erbrechen als so unangenehm interpretiert. Hierbei ist allerdings zu beachten, dass viele Patient:innen mit Emetophobie zwar wissen, dass sie jegliche Konfrontation mit dem Erbrechen vermeiden müssen, allerdings können sie häufig nicht artikulieren, warum dies so ist. Da Patient:innen mit Emetophobie häufig viel Aufwand in mentale Planungen und Sorgen stecken, wie die Konfrontation mit dem Erbrechen verhindert werden kann, können Therapeut:innen versuchen, auch diese Überzeugungen (zum Beispiel: „Wenn ich mir Sorgen mache, kann ich mich mental auf das Erbrechen vorbereiten“) zu identifizieren und anzusprechen. Auch Aufmerksamkeitsverzerrungen sind bei Patient:innen mit Emetophobie häufig. Folgende Aspekte können hierbei von den Therapeuten:innen beachtet werden:

- Wann und wie häufig ist der:die Patient:in übermäßig auf sich selbst fokussiert und überwacht Körperempfindungen wie Übelkeit?
- Wann und wie häufig achtet der:die Patient:in auf andere Personen, denen übel sein könnte, oder auf andere Anzeichen, die mit dem Erbrechen zusammenhängen?
- Wann und wie häufig sucht der:die Patient:in nach einem Fluchtweg oder Personen, die ihm:ihr im Falle des Erbrechens helfen könnten?
- Was ist die Konsequenz dieser Verhaltensweisen?

Patient:innen können im Rahmen der Anwendung kognitiver Techniken lernen, Distanz zwischen sich und den dysfunktionalen Kognitionen, Überzeugungen und Aufmerksamkeitsverzerrungen zu schaffen. Hierbei bietet sich beispielsweise die Anwendung des ABC-Modells nach Albert Ellis an (Ellis, 1991). Dieses Modell nimmt an, dass die Wahrnehmung von Situationen durch unterschiedliche Bewertungen begleitet wird. Daraus folgt, dass Gefühle und Verhaltensweisen nicht durch das Auftreten von Situationen selbst entstehen, sondern durch die Bewertungen, die wir Menschen in Bezug auf diese vornehmen. Hinter den Buchstaben A, B und C stehen englische Begriffe: A für Activating Event, B für Beliefs und C für Consequences. Durch das Modell können Situationen, auf die Betroffene mit dysfunktionalen Gefühlen oder Verhaltensweisen reagieren, und die Bewertung dieser aufgeschlüsselt werden. Die Anwendung des Modells trägt zu einer adäquateren Eigenwahrnehmung sowie einer verbesserten Problemlöse- und Regulationsfähigkeit bei.

Auch Techniken aus der Akzeptanz- und Commitment-Therapie wie die kognitive Defusion können genutzt werden (Papageorgiou & Karekla, 2024). Die Akzeptanz-

und Commitment-Therapie ist eine Weiterentwicklung der Verhaltenstherapie und soll Menschen dabei unterstützen, Dinge, die nicht veränderbar sind, anzunehmen und sie loszulassen. Die Energie, die somit nicht mehr für anstrengende Veränderungsprozesse, die ohnehin nicht zum Ziel führen, genutzt wird, kann stattdessen zur aktiven Lebensgestaltung verwendet werden. In der Akzeptanz- und Commitment-Therapie werden zwei Haltungen unterschieden: die Fusion und Defusion. In der Fusion verschmilzt man mit seinen Emotionen und Gedanken und das Verhalten kann dementsprechend starr und unflexibel sein. In der Defusion schafft man es, Gefühle und Gedanken wahrzunehmen, sie zu benennen und zu beobachten, um sich abschließend von ihnen zu lösen. Die Essenz der kognitiven Defusion ist die Erkenntnis, dass Gedanken lediglich Worte und Bilder im Kopf sind. Es kann dann gelingen, sich von diesen zu distanzieren und die Energie für andere Themen zu nutzen.

### 4.1.5 Exposition mit Reaktionsverhinderung

Die Exposition mit Reaktionsverhinderung ist das Kernelement in der verhaltenstherapeutischen Behandlung von Phobien. Hierbei konfrontieren sich Patient:innen wiederholt mit symptomrelevanten Situationen und Stimuli. Das Ziel der Intervention ist, dass Patient:innen lernen, dass die entsprechenden Situationen und Stimuli zwar unangenehm sind, jedoch keine reale Gefahr bergen. Expositionen werden in der Regel mehrfach durchgeführt. In der Praxis und speziell in der ambulanten Versorgung von Patient:innen mit Emetophobie werden Expositionen häufig vernachlässigt.

Früher wurde davon ausgegangen, dass Symptomreduktionen in Expositionen durch die Löschung pathologischer Assoziationen im Furchtnetzwerk und die Bildung neuer Assoziationen entstehen. In heutigen Ansätzen wird eher davon ausgegangen, dass pathologische Assoziationen nicht gelöscht, sondern neue funktionale Assoziationen gebildet werden und mit pathologischen Assoziationen konkurrieren (Foa et al., 2006). Sowohl die pathologischen Assoziationen als auch die neuen funktionalen Assoziationen koexistieren demnach und es werden – in Abhängigkeit vom jeweiligen Kontext – entweder die pathologischen oder die gesunden Assoziationen aktiviert. So werden Kognitionen, Emotionen und Verhalten gesteuert, was als inhibitorisches Lernen bezeichnet wird (Craske, 2015). Je stärker die Diskrepanz zwischen der Erwartung der Patient:innen und der Realität während der Exposition ist, desto stärker ist der Effekt des inhibitorischen Lernens. Auf Basis des inhibitorischen Lernens lassen sich auch Rückfälle erklären. Wenn eine alte Assoziation nicht gelöscht wird, sondern durch die Durchführung von Expositionen eine neue Assoziation gebildet wird, die dann mit der alten Assoziation koexistiert, kann auch die alte Assoziation reaktiviert werden, was mit dem erneuten Auftreten von Angst einhergeht. Somit wird deutlich, dass die Konfrontation mit ursprünglich angstauslösenden Stimuli weiterhin – auch nach Abschluss der Therapie – durchgeführt werden sollte.

Wie bereits an anderer Stelle in diesem Buch beschrieben, sind Menschen mit Emetophobie häufig nicht dazu bereit, Expositionen durchzuführen (Lipsitz et al., 2001). Daraus wird deutlich, dass der Arbeit an der Motivation der Betroffenen zur Exposition besondere Relevanz zukommt. Ein Teil dieser Motivationsarbeit kann sein, dass den Patient:innen vermittelt wird, dass die Provokation eigenen Erbrechens kein sinnvoller und notwendiger Bestandteil der Expositionsübungen ist. Obwohl teilweise in Einzelfallstudien behauptet wird, dass eine einmalige Konfrontation mit dem eigenen Erbrechen ausreicht, um eine vollständige Remission zu erreichen (z. B. Wijesinghe, 1974), ist dies bei den meisten Menschen mit Emetophobie nicht der Fall. Die Provokation von eigenem Erbrechen hilft einem Großteil der Patient:innen, wenn überhaupt, nur kurzfristig, dann kehrt die Angst vor dem Erbrechen häufig zurück. Auch andere Gründe sprechen dagegen, das eigene Erbrechen der Patient:innen im Rahmen der Exposition zu forcieren. Zum einen ist die Provokation von Erbrechen gar nicht unbedingt leicht und funktioniert, gerade bei Patient:innen mit Emetophobie, häufig nicht. Die Provokation von Erbrechen ist außerdem als unethisch einzustufen. Zum anderen kann Erbrechen, das bei Expositionen mehrfach wiederholt werden müsste, zu gesundheitlichen Problemen und Schäden am Körper führen. Wiederholtes Erbrechen kann beispielsweise zu Schädigungen an der Zahnsubstanz oder zu Elektrolytentgleisungen führen. Es gibt in der Tat nur wenige Ausnahmefälle, bei denen das Hervorrufen von Erbrechen sinnvoll ist. Ein Beispiel hierfür ist ein Patient, der die Überzeugung hat, dass Erbrechen schmerzhaft ist. Wird das Erbrechen einmalig hervorgerufen, kann diese Überzeugung eindeutig widerlegt werden.

Da die Konfrontation mit natürlich vorkommendem Erbrechen nicht so leicht herstellbar ist wie die Konfrontation mit angstauslösenden Stimuli bei anderen Phobien wie beispielsweise der Höhenphobie, kann auf eine Vielfalt an Stimuli wie beispielsweise den Zusammenschnitt filmischer Szenen des Erbrechens, Gerüche oder interozeptive Reize zurückgegriffen werden. Dies ermöglicht die therapeutisch begleitete sowie auch selbstständige Durchführung von Expositionen der Patient:innen in beliebigem Umfang und beliebiger Häufigkeit.

Um den Betroffenen den Einstieg in Expositionsübungen zu erleichtern, kann die graduierte Exposition mit Reaktionsverhinderung empfohlen werden. Das bedeutet, dass Betroffene sich zuerst Situationen oder Stimuli stellen, die sie als leicht bis mittelschwer einstufen, und sich anschließend Schritt für Schritt zu den als sehr schwierig bewerteten Reizen vorarbeiten. Ein Vorteil der graduierten Exposition ist, dass Patient:innen schnell erste Erfolge in der Angstbewältigung und ein gewisses Selbstwirksamkeitserleben feststellen können. Um eine graduierte Exposition gut durchführen zu können, ist die Etablierung einer individuellen Angsthierarchie hilfreich. Hierbei kann mit den Patient:innen eine Liste an Dingen erarbeitet werden, vor denen sie sich in Bezug auf die Angst vor dem Erbrechen fürchten. Die Punkte auf der Liste können dann von den Patient:innen von 0 bis 100 % eingestuft und danach sortiert werden, wie hoch sie die Belastung durch die jeweiligen Reize empfinden. Neben der Planung der Expositionssitzungen dient die Angsthierarchie exemplarisch auch dazu, sowohl den Therapeut:innen als auch den Patient:innen vor Augen zu führen, welche Stimuli ganz konkret Angstreaktionen hervorrufen. Zudem können durch die Etablierung der Angsthierarchie auch schrittweise Erfolgsstufen festgelegt werden, die als Indikator für Fortschritt in der Therapie erachtet werden können (Peris et al., 2020).

Bei einigen Patient:innen beispielsweise ist dies eher der Anblick von Erbrochenem, bei anderen Patient:innen wiederum können es eigene Körperempfindungen, die mit dem Erbrechen assoziiert werden, sein. Es ist von großer Relevanz, die idiosynkratischen Ängste der Patient:innen zu erfassen und in den Expositionen zu üben. An der Spitze der Angsthierarchie steht natürlich sehr häufig das Erbrechen; da das Ziel der Expositionstherapie allerdings nicht die Provokation von Erbrechen ist, kann stattdessen eine Situation an die Spitze gestellt werden, bei der der:die jeweilige Patient:in das Risiko der Konfrontation mit dem Erbrechen als hoch einstuft. Die Angsthierarchie sollte in jedem Fall externe, körperinterne und gedankliche Angstauslöser enthalten. Situationen und Stimuli, die Patient:innen mit einem Wert von 50 % oder weniger versehen haben, müssen nicht zwangsläufig in therapeutischer Begleitung geübt werden. Dennoch sollten Patient:innen vorher schon gelernt haben, dass die Exposition nicht unbedingt das stumpfe Aushalten der entsprechenden Situation ist, sondern das bewusste und intensive Erleben der Angst und aufkommenden Gedanken und körperlichen Empfindungen. Für Reize, die mit mehr als 50 % versehen werden, ist eine therapeutische Begleitung sehr sinnvoll. Möglicherweise ändert sich die Angsthierarchie mit fortschreitender Therapie. Dies ist nicht ungewöhnlich, da bereits geschaffte Stimuli nachfolgend als einfacher bewertet werden und bei manchen Patient:innen aber neue Stimuli dazukommen. Tabelle 4 stellt eine mögliche Angsthierarchie nach Metzner (2020) dar.

**Tabelle 4:** Beispielhafte Angsthierarchie im Rahmen der Exposition mit Reaktionsverhinderung bei Emetophobie nach Metzner (2020, S. 219)

| Situation | Erwartete Angst (0–100 %) |
|---|---|
| Das eigene Erbrechen mit Geräuschen nachspielen und dabei etwas aus dem Mund laufen lassen (zerkaute Brezel mit Cola). | 100 % |
| Einen Eimer mit Erbrochenem ansehen und riechen. | 100 % |
| Beim Geruch von Erbrochenem (Buttersäure) das eigene Erbrechen imaginieren. | 100 % |

**Tabelle 4:** Fortsetzung

| Situation | Erwartete Angst (0–100 %) |
|---|---|
| Auf ein Bierfest gehen und ein halbes Hühnchen essen. | 95 % |
| In ein fremdes Restaurant gehen und ein unbekanntes Gericht ganz verzehren. | 95 % |
| Eine kranke Freundin zu Hause besuchen. | 95 % |
| Nach Italien in den Urlaub fahren und mit der Fähre nach Venedig übersetzen. | 95 % |
| Orte aufsuchen, an denen es nach Erbrochenem riecht. | 95 % |
| Videos mit erbrechenden (realen) Personen ansehen. | 90 % |
| Nach dem Essen einen Handstand ausführen. | 90 % |
| Fisch bzw. Meeresfrüchte essen. | 90 % |
| Abends in eine Bar gehen und einen Cocktail trinken. | 90 % |
| Einen Film ansehen, in dem jemand erbricht. | 90 % |
| Ein großes Glas Mineralwasser in einem Zug trinken und rülpsen. | 90 % |
| Schnell bis über das eigene Sättigungsgefühl essen. | 90 % |
| Erbrochenes aus Gummi ansehen und anfassen. | 90 % |
| Comic-Videos mit erbrechenden Figuren ansehen. | 85 % |
| Eine Kindheitserinnerung an das eigene Erbrechen imaginieren. | 85 % |
| Ein angefangenes Essen vom Vortag verzehren. | 85 % |
| Eine öffentliche Toilette benutzen. | 85 % |
| Bei Freunden kochen und essen. | 85 % |
| Beim Einkaufen den ersten Artikel aus dem Regal nehmen, ohne das Mindesthaltbarkeitsdatum zu kontrollieren. | 80 % |
| Auf dem Bauch liegen. | 75 % |
| Tiramisu und Softeis essen. | 75 % |
| Schaukeln, Karussell fahren. | 70 % |
| Auf einer Autofahrt lesen. | 70 % |
| Auf dem Rücksitz im Auto bei Freunden mitfahren. | 50 % |

**Merke**

Für die Konzeption von Expositionsübungen und Verhaltensexperimenten bei der Emetophobie ist Kreativität aufseiten der Therapeut:innen gefragt. Es ist äußerst wichtig, dass Therapeut:innen mit den Reizen vertraut sind, da das Auftreten von Ekel bei der Konfrontation mit Erbrechen angeboren ist und auch bei Therapeut:innen auftreten kann. Durch unterschwellige Reaktionen oder Signale der Therapeut:innen im Rahmen der Expositionen werden implizite Botschaften an die Patient:innen gesendet. Zeigen die Therapeut:innen Zurückhaltung oder klare Ablehnung den Stimuli gegenüber, obwohl sie Expositionen im Rahmen der Psychoedukation als wertvoll für den Therapieerfolg bezeichnet haben, senden sie das implizite Signal, dass die Übungen doch gefährlich sein könnten.

Bei der Durchführung von Verhaltensexperimenten ist es außerdem sinnvoll, einem klaren Ablauf zu folgen. Zuerst wird gemeinsam besprochen, welche konkrete und beobachtbare Befürchtung der:die Patient:in in Bezug auf die Übung hat. Danach wird das Verhaltensexperiment durchgeführt. Im Anschluss daran, wird gemeinsam besprochen, was während des Verhaltensexperiments geschehen ist und ob die vorher besprochene Vorhersage eingetroffen ist. Am Ende sollte eine Schlussfolgerung gezogen werden. Hierbei kann besprochen werden, ob sich die vorher geäußerte Überzeugung verändert hat und wie der:die Patient:in die Wahrscheinlichkeit einstuft, dass die Befürchtung eintritt. Besonders wichtig ist es, dass im Rahmen von Verhaltensexperimenten auch tatsächlich die zentrale Befürchtung des:der Patient:in identifiziert und überprüft wird. Im Folgenden werden einige Anregungen und Beispiele angeführt, die je nach Patient:in auch abgewandelt werden können:

- Manchen Betroffenen fällt es bereits schwer, sich mit dem Wort „Erbrechen“ zu konfrontieren. Wenn sie sich darauf konzentrieren, kann es sein, dass bereits mentale Bilder auftauchen, was schon eine erste Expositionsübung sein kann. Angstauslösende Situationen können mit visuellen Reizen verhältnismäßig leicht hergestellt werden. Es gibt im Internet eine große Anzahl an Comics, Bildern und Videos von Erbrochenem und sich erbrechenden Comicfiguren oder realen Menschen. In der Regel ist die Angst bei Patient:innen höher, wenn mehr Erbrochenes zu sehen oder die Konsistenz sehr eindeutig ist. Zudem gibt es auch Scherzartikel wie Erbrochenes aus Gummi. Substanzen, die Erbrochenem optisch nahekommen, können auch leicht mit wenigen Zutaten hergestellt werden (McFadyen & Wyness, 1983). Wird auch noch Essig oder Parmesan hinzugefügt, riecht die Substanz auch nach Erbrochenem (vgl. Kapitel 3.3). Auch auditorische Reize wie beispielsweise Tonspuren von sich erbrechenden Menschen sind online leicht zu finden. Das eigene Erbrechen kann simuliert werden, wenn sich der:die Patient:in über einen Eimer beugt und vorher vorbereitete Suppe oder ähnliches aus dem Mund in den Eimer laufen lässt. Sofern der:die Patient:in möchte, kann auch noch der Geruch von Erbrochenem hinzugefügt werden, indem parallel an Buttersäure gerochen wird. Auch Geräusche von Erbrechen, welche als sehr ekelhaft empfunden werden (Cox, 2008), kann über online zu findende Tonspuren noch hinzugefügt werden.

- Eine weitere Übung kann sein, dass Patient:innen üben, das künstlich hergestellte Erbrochene aufzuwischen, da viele Betroffene Angst davor haben, was passiert, wenn sie sich selbst übergeben oder jemand anders sich übergibt und das Erbrochene entfernt werden muss. Eine Steigerung in der Schwierigkeit könnte auch sein, das künstlich hergestellte Erbrochene in ein Bettlaken zu kippen und zu üben, wie damit umgegangen werden kann. Auch Übungen, die interozeptive Reize, die von Betroffenen mit dem Erbrechen assoziiert werden, provozieren, sollten geübt werden. Beispiele dafür können beispielsweise sein, dass die Patient:innen Sport machen, bis ihnen übel ist, sie sich absichtlich bei einer Mahlzeit überessen oder dass sie bei sich Schwindel durch starkes Drehen auf einem Bürostuhl hervorrufen. Weitere Beispiele sind das Induzieren von Völlegefühl durch das schnelle Trinken von kohlensäurehaltigen Getränken sowie das Erzeugen von Druck durch das Einnehmen von Positionen in Bauchlage. In all diesen Situationen können die Betroffenen lernen, dass sie sich jederzeit übergeben könnten und dieses sogar absichtlich durch die Durchführung der Übungen riskieren. Es gilt, diese Unsicherheit zu erleben und nicht zu versuchen, diese durch die sonst genutzten Sicherheits- und Vermeidungsverhaltensweisen zu reduzieren.
- Auch Expositionen in sensu können für viele Betroffene hilfreich sein. Hier bietet es sich an, dass Patient:innen den Therapeut:innen ausführlich beschreiben, in welchen Situationen sich Bilder des Erbrechens aufdrängen und welche Szenarien genau befürchtet werden. Da Personen mit Emetophobie meist vermeiden, an diese Bilder und Szenarien zu denken und diese stattdessen verdrängen, tritt dementsprechend zwar eine schnelle Erleichterung ein, allerdings reduziert sich die Toleranz für diese Reize langfristig. In der Exposition in sensu stellen sich die Betroffenen den mentalen Bildern und Szenarien ohne die Anwendung von Sicherheits- und Vermeidungsverhaltensweisen und bei besonderem Bedarf oder Bereitschaft der Patient:innen kann parallel auch noch an Parmesan oder Buttersäure gerochen werden.
- Die Durchführung von Expositionsübungen ist für viele Patient:innen schwieriger, wenn unterschiedliche gefürchtete Reize kombiniert werden. Häufig allerdings kann diese Kombination den Therapieeffekt im Sinne einer vertieften Extinktion nochmals steigern. Craske (2015) gibt eine Reihe von Anregungen, die die Effektivität von Expositionsübungen neben der Kombination der angstauslösenden Faktoren nochmals steigern. Beispielsweise sollte die jeweilige zentrale Befürchtung der Patient:innen vor der Exposition klar benannt werden, damit diese in der Exposition eindeutig adressiert werden kann. Auch eine gewisse Stimulus- und Kontextvariabilität sollte gegeben sein. Das bedeutet unter anderem, dass die Darbietung der angstauslösenden Reize in willkürlicher Reihenfolge dazu beiträgt, die Erwartungsangst vor den als in der Angst-

hierarchie am unangenehmsten eingeordneten Items zu reduzieren. Auch die Reizgeneralisierung kann dadurch gefördert werden. Patient:innen sollten dementsprechend auch Expositionen in verschiedensten Situationen, zu unterschiedlichen Tageszeiten und an vielen Orten durchführen. Es ist laut Craske (2015) auch ideal, wenn Patient:innen während der Exposition gelegentliche Spannungsspitzen erleben. Dadurch wird das Inhibitionslernen durch die anschließende Wiederlegung der Befürchtung besonders verstärkt. Während der Exposition sollte die Aufmerksamkeit der Patient:innen kontinuierlich auf dem konditionierten Stimulus liegen, da die neue, angsthemmende Lernerfahrung dann mit größerer Wahrscheinlichkeit im Gedächtnis gespeichert wird.

Wird im Rahmen der Kognitiven Verhaltenstherapie Exposition mit Reaktionsverhinderung durchgeführt, so ist die Wahrscheinlichkeit hoch, dass die Symptomatik der Emetophobie beträchtlich zurückgegangen ist. Um diese Erfolge auch aufrechtzuerhalten, sollten Patient:innen dazu angehalten werden, Expositionen auch nach Abschluss der Psychotherapie durchzuführen, um nicht in frühere Verhaltensweisen zurückzufallen. Auch Booster-Sitzungen zur Rückfallprophylaxe können einige Monate nach Therapieende eingeplant werden. In Booster-Sitzungen sollten die Symptome der Emetophobie abgeklärt werden. Zudem können nochmals Expositionsübungen durchgeführt werden. Sind die Symptome der Emetophobie weitgehend zurückgegangen, sind keine nachfolgenden Sitzungen mehr erforderlich (Peris et al., 2020).

## 4.2 Behandlung im Kindesalter

Die Therapie der Emetophobie bei Kindern wird von vielen Therapeuten als herausfordernd wahrgenommen, da entsprechend altersangemessene Techniken genutzt werden müssen (Dosanjh et al., 2017).

**Merke**

Es ist wichtig, auch die Eltern der Kinder in die Therapie einzubinden, da unerwünschtes Verhalten und störungsfördernde Verhaltensweisen häufig durch Eltern unbewusst gefördert werden. Körperliche Symptome wie beispielsweise Übelkeit rufen häufig starke Aufmerksamkeit bei Eltern hervor, was die Symptompersistenz wiederum steigern kann. Es ist im Rahmen der Therapie also sehr wichtig, die Eltern adäquat über das Störungsmodell sowie förderliche parentale Verhaltensweisen aufzuklären, die die Effektivität der Psychotherapie bei ihrem Kind unterstützen können.

Obwohl die Emetophobie häufig erstmals im Kindesalter auftritt, gibt es sehr wenige Studien zur Behandlung dieser Störung bei Kindern. Wie bei den Erwachsenen auch, beschränkt sich die bisherige Evidenz größtenteils auf Einzelfallstudien.

Diese jedoch stützen ebenfalls die Evidenz zur Durchführung einer Kognitiven Verhaltenstherapie und zum Einsatz von Expositionen mit Reaktionsverhinderung (z. B. Graziano et al., 2010; Kannappan & Middleman, 2020).

Auch bei Kindern müssen im Rahmen der Durchführung der Expositionen mit Reaktionsverhinderung zuerst diejenigen Stimuli identifiziert werden, die vom jeweiligen Kind gefürchtet werden. Im Anschluss daran ist es hilfreich, auch mit Kindern anhand der identifizierten Stimuli eine individuelle Angsthierarchie zu etablieren. Die Punkte auf der Liste sollten ebenfalls nach der von den Patient:innen eingestuften jeweiligen Schwierigkeit sortiert werden. Bei jüngeren Kindern kann es notwendig sein, sich auf nicht numerische Ankerpunkte zu stützen. Eine Methode dafür ist die Verwendung eines Thermometers, bei dem eine als höher bewertete Schwierigkeit als wärmer oder heißer bezeichnet wird. Manche Kinder mögen es auch gerne, die unterschiedlichen Schwierigkeitsstufen mit verschiedenen Tieren zu verknüpfen (z. B. süße und sanfte Tiere wie Kätzchen für die einfacheren Stimuli und räuberische Tiere wie Löwen oder Wölfe für die schwierigeren Stimuli; Peris et al., 2020).

Im Sinne einer graduierten Exposition sollten zuerst die als einfacher bewerteten Stimuli durchlaufen werden. Wie auch im Rahmen der Therapie mit Erwachsenen, ist die Methode der Exposition eine sehr effektive Methode bei Kindern, allerdings kann diese auch Schaden anrichten, falls Expositionen nicht korrekt durchgeführt werden. Es ist besonders wichtig, dass die Behandlung mit Expositionen intensiv genug sein sollte, um Veränderungen anzustoßen, allerdings nicht zu intensiv, sodass Reize nicht mehr adäquat verarbeitet werden können. Werden die Stimuli als zu intensiv wahrgenommen, können die Symptome auch verstärkt werden. Daher ist es wichtig, dass Therapeut:innen sich an die vorher etablierte Angsthierarchie halten. Zudem sollten Therapeut:innen auf ausreichenden Kontakt zum Kind während der Expositionsübung achten und während der Sitzung häufig überprüfen, ob das Kind den entsprechenden Stimulus adäquat verarbeitet.

Außerdem ist es von großer Relevanz, dem Kind sowie den Eltern zu vermitteln, dass die im Rahmen der Expositionssitzungen gelernten Inhalte im Alltag geübt und aufrechterhalten werden sollten, um eine Generalisierung zu fördern. Da die Eltern hier eine wichtige Rolle einnehmen, gilt es, die Einstellungen dieser zu den Expositionsübungen zu identifizieren. Ein wichtiger Themenkomplex ist hierbei beispielsweise, ob Eltern das Vermeidungsverhalten ihres Kindes fördern und falls ja, wie dies verändert werden kann. Auch der Therapie zuträgliche Verhaltensweisen können besprochen werden. Es gibt viele Möglichkeiten, wie Eltern beim Üben im Alltag unterstützen können. Sie können das Kind ermutigen und, falls adäquat, auch für ihre Anstrengungen belohnen. Zudem sind Eltern ein wichtiges Modell für das Kind, anhand dessen es funktionale Verhaltensweisen erlernen kann.

Nicht immer verläuft die Behandlung der Emetophobie bei Kindern reibungslos ab. Es gibt mehrere Faktoren, die das Behandlungsergebnis schmälern können.

Wie bereits angedeutet spielen Eltern eine wichtige Rolle in der Behandlung von Kindern. Die Verantwortung zur Einhaltung der vereinbarten Therapiesitzungen und Durchführung der Hausaufgaben liegt, zumindest zum Teil, bei den Eltern und halten diese ihre Verpflichtung nicht ein, wird das Kind nicht die Fortschritte machen, die möglich wären. Dennoch müssen Therapeuten auch darauf achten, dass die elterliche Belastung bei der Unterstützung von therapeutischen Hausaufgaben nicht zu hoch ist, indem Hausaufgaben mit eher geringem Schwierigkeitsgrad und großer Erfolgswahrscheinlichkeit für das Kind entwickelt werden. Auch sollten die Hausaufgaben kurz und leicht zu wiederholen sein.

Eine weitere Herausforderung bei der Behandlung von Kindern mit Emetophobie kann sein, dass Kinder wenig geneigt sein können, mit dem:der Therapeut:in, also einer fremden Person, über ihre Ängste zu sprechen. Diese stillen Sitzungen können für Therapeut:innen sehr anstrengend sein und es kann hilfreich sein, bereits ein Alternativprogramm, wie z. B. Brettspiele, für solche Sitzungen vorzubereiten. Die Entwicklung und Umsetzung erfolgreicher expositionsbasierter Interventionen für Kinder, die weniger gesprächig sind, erfordern Geduld und die Eltern solcher Kinder sollten von den Therapeut:innen angeleitet werden, auf Verbesserungen, wie subtil sie auch sein mögen, im Alltag zu achten und kleine Fortschritte zu verstärken und, falls adäquat, zu belohnen.

Zum Ende der Therapie sollten eine oder mehrere Therapiesitzungen zur Vorbereitung eines Rückfalls eingeplant werden. Zudem bietet es sich auch bei Kindern an, zum Zwecke der Rückfallprophylaxe nach Abschluss der Therapie eine Booster-Sitzung zu planen. Diese sollte drei bis sechs Monate nach der letzten regulären Sitzung stattfinden. In der Booster-Sitzung sollte die Symptomatik abgeklärt werden und, falls erforderlich, nochmals anhand von Expositionsübungen geübt werden. Ist die Symptomatik weitgehend zurückgegangen, sind keine nachfolgenden Sitzungen mehr erforderlich.

## 4.3 Weitere Behandlungsansätze

### 4.3.1 Hypnotherapie

Es existieren mehrere Fallbeispiele, in denen von der erfolgreichen Anwendung von Hypnotherapie berichtet wird. Wijesinghe (1974) berichtet von einer erwachsenen Patientin, bei der Hypnose mit einer Exposition in sensu (Vorstellung einer Reise in einer überfüllten U-Bahn) kombiniert wurde. In weiteren Fallberichten wurden dahingehen verschiedene andere hypnotherapeutische Techniken angewandt (McKenzie, 1994; Papagianni & Kotera, 2022; Ritow, 1979). Ferretti (2023) berichtet in ihrem Buch acht Fallbeispiele von Patient:innen, die mit Hypnotherapie erfolgreich behandelt wurden.

Was sicherlich allen hypnotherapeutischen Ansätzen gemein ist, ist der Entspannungseffekt, der durch den Trancezustand erreicht wird. So berichtet Flammer (2006) in einer Metaanalyse zu Hypnotherapie bei Angststörungen, dass in über 80 % der Studien Entspannung die wesentliche Interventionstechnik war. Diese lässt sich durchaus mit Methoden der Kognitiven Verhaltenstherapie mit Exposition in Verbindung bringen (Spiegel, 2014). Allerdings gibt es auch hypnotherapeutische Ansätze, die jegliche Konfrontation mit angstbesetzen Situationen ablehnen und stattdessen die Patient:innen anleiten, sich von der Situation zu distanzieren, Lösungen zu visualisieren und sich Ressourcen positiv zu imaginieren (Ferretti, 2023). Dies hört sich für Betroffene natürlich hervorragend an, da man sich den unangenehmen Empfindungen nicht mehr stellen muss. Aber für die Wirksamkeit genau dieser Vorgehensweisen gibt es keine wissenschaftlichen Belege. Beispielsweise kommt eine Übersichtsarbeit zur Zahnbehandlungsphobie zu dem Schluss, dass die Kognitive Verhaltenstherapie – inklusive Einzelsitzungsbehandlungen – am wirksamsten die Angst reduziert, während eine Metaanalyse von fünf Studien zur Hypnotherapie keinen signifikanten angstreduzierenden Effekt nachweisen konnte (Wolf et al., 2022).

### 4.3.2 Eye Movement Desensitization and Reprocessing (EMDR)

EMDR ist eine Trauma-fokussierte Therapie, bei der eine Exposition in sensu (Erinnerung an das traumatische Ereignis) mit rhythmischen, durch die Therapeut:innen angeleiteten, Augenbewegungen kombiniert wird (Shapiro, 1989). Da Personen mit Emetophobie häufig ein auslösendes Schlüsselereignis in der Vergangenheit im Zusammenhang mit ihrer Angst vor Erbrechen benennen können, kann dies als traumatische Erinnerung im Rahmen einer EMDR-Therapie verwendet werden. Tatsächlich berichtet de Jongh einzelne Fälle von Personen mit Emetophobie, die mit EMDR behandelt wurden (de Jongh, 2012; de Jongh & ten Broeke, 1994). Weitere Ausführungen desselben Autors beschreiben die Behandlung einer Patientin mit Phagophobie anhand von EMDR (de Jongh & ten Broeke, 1998) sowie das therapeutische Vorgehen mit EMDR bei spezifischen Phobien im Allgemeinen (de Jongh, 2015; de Jongh et al., 1999). Darüber hinaus beschreibt Begum (2023) ein Fallbeispiel, bei dem EMDR mit der sogenannten „Flash-Forward-Technik" – bei der die Patient:innen ein zukünftiges befürchtetes, katastrophales Ereignis beschreiben und visualisieren sollen – kombiniert wurde.

Da EMDR zur Behandlung der Posttraumtischen Belastungsstörung entwickelt wurde, gibt es hierzu auch die meisten Studien. Metaanalysen kommen zu dem Schluss, dass EMDR die Symptomatik der Posttraumtischen Belastungsstörung signifikant reduziert, allerdings nicht wirksamer ist als andere Expositionstechniken und andere psychologische Therapien (Davidson & Parker, 2001; Wright et al.,

2024). Ein zusätzlicher Nutzen der durchgeführten Augenbewegung konnte somit bislang nicht gezeigt werden. Zur Behandlung von Phobien liegen weitaus weniger Studien vor, allerdings kam auch hier eine Metaanalyse zu einem ähnlichen Ergebnis: Durch EMDR konnte die Angstsymptomatik signifikant reduziert werden, die Effekte sind allerdings vergleichbar mit anderen Therapien (Cuijpers et al., 2020).

### 4.3.3 Medikamentöse Therapie

Psychopharmaka wie insbesondere Selektive Serotonin-Wiederaufnahme-Hemmer (z.B. Paroxetin, Escitalopram) sind in Deutschland nur für drei Angststörungen zur Behandlung zugelassen (Panikstörung, Generalisierte Angststörung, Soziale Phobie; Bandelow et al., 2021). Anxiolytika (z.B. Benzodiazepine wie Alprazolam, Diazepam, Lorazepam und Clonazepam) sind in Deutschland zwar für die Behandlung von Spannungs-, Erregungs- und Angstzuständen zugelassen (Bandelow et al., 2021), bieten allerdings nur eine kurzzeitige, symptomatische Behandlung und erscheinen auch aufgrund der Kurzlebigkeit des Angstempfindens in einer spezifischen Situation unangebracht. Aufgrund des Abhängigkeitspotenzials und weiterer unerwünschter Nebenwirkungen wie beispielsweise eine beeinträchtige Verkehrstauglichkeit ist außerdem von einer regelmäßigen Einnahme abzuraten. Hinsichtlich der Pharmakotherapie bei spezifischen Phobien stellt die S3-Leitlinie zur Behandlung von Angststörungen zwar die (uneinheitlichen) Empfehlungen anderer Leitlinien dar, die teilweise Antidepressiva oder Benzodiazepine in seltenen, schwer ausgeprägten Fällen bei erfolgloser psychotherapeutischer Behandlung empfehlen. Sie selbst kommt aber zu dem Schluss, dass die Datenlage nicht ausreichend ist, um eine Empfehlung auszusprechen (Bandelow et al., 2021, S. 170).

Spezifisch bezogen auf die medikamentöse Behandlung von Emetophobie existieren nur wenige Fallberichte. So berichten beispielsweise Köksal et al. (2022) von einer 14-jährigen Patientin mit Emetophobie, die mit dem Antidepressivum Mirtazapin sowie mit dem Betablocker Propranolol behandelt wurde. Kannappan und Middleman (2020) berichten von einer 15-jährigen Patientin mit Emetophobie, die zunächst mit Hydroxyzin (Histamin-$H_1$-Antagonist) und später mit dem Antidepressivum Fluoxetin behandelt wurde. Weitere Fallberichte beschreiben eine kombinierte psychotherapeutische und psychopharmakologische Behandlung unter Einsatz von Antidepressiva, Benzodiazepine oder atypischen Neuroleptika (Faye et al., 2013; Fix et al., 2016; Maertens et al., 2017; Manassis & Kalman, 1990).

Eine offene Frage ist, ob Personen mit Emetophobie übermäßig häufig Antiemetika verwenden und dies eine weitere Form des Sicherheitsverhaltens darstellt. Hierzu gibt es allerdings bislang keine Studien, was vielleicht auch daran liegen mag, dass es sich bei Antiemetika um eine sehr heterogene Substanzgruppe handelt (vgl. Tabelle 5). Entsprechend wirken Antiemetika über verschiedene Mechanismen und werden in verschiedenen Kontexten angewandt. So spielen beispielsweise Setrone und Neurokinin$_1$-Rezeptorantagonisten eher im klinischen Bereich (z.B. in der Onkologie zur Behandlung Chemotherapie-induzierter Übelkeit) eine Rolle und weniger in der Hausarztpraxis (Hager & Seifert, 2023). Außerdem werden neben den in Tabelle 5 genannten Medikamenten auch Medikamente mit anderer Hauptindikation als Antiemetika eingesetzt (Eberhart, 2011).

**Tabelle 5:** Beispiele für Antiemetika

| Wirkstoffklasse | Wirkstoff | Handelsnamen |
|---|---|---|
| Alkaloide (Muscarinrezeptorantagonisten) | Scopolamin | Scopoderm TTS® |
| Antihistaminika ($H_1$/$H_3$-Rezeptorantagonisten) | Betahistin | Aequamen®<br>Betavert®<br>Vasomotal® |
| | Dimenhydrinat | Vomacur®<br>Vomex A® |
| | Promethazin | Atosil®<br>Proneurin®<br>Prothazin® |
| Dopaminrezeptorantagonisten | Alizaprid | Vergentan® |
| | Domperidon | Motilium® |
| | Metoclopramid | Cerucal®<br>Gastronerton®<br>Gastrosil®<br>MCP-Ratiopharm®<br>Paspertin® |
| Neurokinin$_1$-Rezeptorantagonisten | Aprepitant | Emend® |
| Setrone (5-$HT_3$-Rezeptorantagonisten) | Granisetron | Kevatril® |
| | Ondansetron | Zofran® |
| | Palonosetron | Aloxi® |
| | Tropisetron | Navoban® |

In einer nicht veröffentlichten Studie von Bohne et al. (2006) berichteten 28 % der Teilnehmenden mit Emetophobie, dass sie Medikamente einnahmen, darunter Antihistaminika (Dimenhydrinat), Dopamin-Antagonisten (Metoclopramid, Domperidon), pflanzliche Mittel (Iberogast®), aber auch Antidepressiva und Benzodiazepine. Personen mit Emetophobie bekommen Antiemetika oftmals von Ärzt:innen aufgrund berichteter Übelkeitsgefühle verschrieben. Bei einer regelmäßigen Einnahme erscheint ein Absetzen aufgrund möglicher Nebenwirkungen (z.B. Müdigkeit bei Metoclopramid und Dimenhydrinat, leberschädigende Wirkung von Schöllkraut) allerdings erstrebenswert. Aber auch wenn das Medikament nur mitgeführt wird, ohne es einzunehmen, stellt dies ein Sicherheitsverhalten dar, das im Rahmen der Therapie abgebaut werden sollte.

### 4.3.4 Sonstige Verfahren

In der wissenschaftlichen Literatur existieren bislang über 40 Fallberichte von Personen mit Emetophobie. In einem Großteil dieser Fallstudien wird die Behandlung von Patient:innen mit Emetophobie anhand von Kognitiver Verhaltenstherapie und/oder Exposition beschrieben (Bouman & van Hout, 2006; Brunner, 2016; Dargis & Burk, 2019; Dattilio, 2003; Dosanjh et al., 2017; Eckert et al., 2024; Graziano et al., 2010; Hunter & Antony, 2009; Keyes et al., 2020; Kobori, 2011; Maack et al., 2013; McFadyen & Wyness, 1983; Moran & O'Brien, 2005; Orme et al., 2022; Paulus & Norton, 2016; Philips, 1985; Rink, 2006; Salgado, 2019; Schwidder et al., 2015; Whitton et al., 2006; Williams et al., 2011). Weitere Fallberichte beschreiben eine Behandlung mit Hypnotherapie, EMDR oder Medikamenten, wie in den vorhergehenden Abschnitten erwähnt. Darüber hinaus existieren aber auch weitere vereinzelte Fallstudien zu weiteren Therapieansätzen. Hierbei ist zu beachten, dass in solchen Berichten in der Regel ein erfolgreicher Therapieverlauf beschrieben wird – erfolglose Therapieverläufe werden meist nicht als Fallstudien veröffentlicht. Daher soll deren Erwähnung hier keinesfalls auf die Wirksamkeit bzw. Anwendbarkeit in der Therapie der Emetophobie hindeuten, sondern dient vor allem der umfassenden Darstellung der bestehenden Literatur. So beschreiben beispielsweise Klonoff et al. (1984) fünf Kinder mit Emetophobie, bei denen ein Kontingenzmanagement unter Einbezug der Eltern kombiniert mit Entspannungsverfahren (Elektromyografie-Biofeedback, Autogenes Training) eingesetzt wurde. Weitere Fallberichte beschreiben die Behandlung von Personen mit Emetophobie anhand von Akzeptanz- und Commitmenttherapie (Bogusch et al., 2018; Mitamura, 2019), Morita-Therapie (Nakamura & Kitanishi, 2019) und psychodynamischen Ansätzen (Charis, 2024; Kerr, 2013).

# 5 Literatur


Ahlen, J., Edberg, E., Di Schiena, M. & Bergström, J. (2015). Cognitive behavioural group therapy for emetophobia: An open study in a psychiatric setting. *Clinical Psychologist, 19*(2), 96–104. https://doi.org/10.1111/cp.12040

Ainsworth, M.D. (1964). Patterns of attachment behavior shown by the infant in interaction with his mother. *Merrill-Palmer Quarterly, 10*(1), 51–58.

Ainsworth, M.D. & Bell, S.M. (1970). Attachment, exploration, and separation: Illustrated by the behavior of one-year-olds in a strange situation. *Child Development, 41*(1), 49–67. https://doi.org/10.2307/1127388

Allen, C. & Broster, L.R. (1945). Paranoid psychosis successfully treated by adrenalectomy. *British Medical Journal, 1*(4402), 696–698. https://doi.org/10.1136/bmj.1.4402.696

American Psychiatric Association. (2018). *Diagnostisches und Statistisches Manual Psychischer Störungen – DSM-5* (Deutsche Ausgabe herausgegeben von Peter Falkai und Hans-Ulrich Wittchen, mitherausgegeben von Manfred Döpfner et al., 2., korrig. Aufl.). Göttingen: Hogrefe. https://doi.org/10.1026/02803-000

Antony, M.M. (2002). Measures for specific phobia. In M.M. Antony, S.M. Orsillo & L. Roemer (Eds.), *Practitioner's Guide to Empirically Based Measures of Anxiety* (pp. 133–158). New York: Springer. https://doi.org/10.1007/0-306-47628-2_12

Arntz, A., Rauner, M. & Van den Hout, M. (1995). "If I feel anxious, there must be danger": Ex-consequentia reasoning in inferring danger in anxiety disorders. *Behaviour Research and Therapy, 33*(8), 917–925. https://doi.org/10.1016/0005-7967(95)00032-S

Asbrand, J., Lerach, T. & Tuschen-Caffier, B. (2015). Störungstypische Erziehungsfaktoren bei Aufmerksamkeits- und Angststörungen im Kindes- und Jugendalter. *Zeitschrift für Klinische Psychologie und Psychotherapie, 44*(4), 239–253. https://doi.org/10.1026/1616-3443/a000329

Bandelow, B., Aden, I., Alpers, G.W., Benecke, A., Benecke, C., Deckert, J. et al. (2021). *S3-Leitlinie Behandlung von Angststörungen, Version 2.* Verfügbar unter: https://register.awmf.org/de/leitlinien/detail/051-028

Bandelow, B. & Domschke, K. (2015). Panic disorder. In D.J. Stein & B. Vythilingum (Eds.), *Anxiety Disorders and Gender* (pp. 31–48). Cham, CH: Springer. https://doi.org/10.1007/978-3-319-13060-6_2

Bar-Haim, Y., Dan, O., Eshel, Y. & Sagi-Schwartz, A. (2007). Predicting children's anxiety from early attachment relationships. *Journal of Anxiety Disorders, 21*(8), 1061–1068. https://doi.org/10.1016/j.janxdis.2006.10.013

Bartholomew, K. & Horowitz, L.M. (1991). Attachment styles among young adults: A test of a four-category model. *Journal of Personality and Social Psychology, 61*(2), 226–244. https://doi.org/10.1037/0022-3514.61.2.226

Becker, E.S., Rinck, M., Türke, V., Kause, P., Goodwin, R., Neumer, S. & Margraf, J. (2007). Epidemiology of specific phobia subtypes: Findings from the Dresden Mental Health Study. *European Psychiatry, 22*(2), 69–74. https://doi.org/10.1016/j.eurpsy.2006.09.006

Beesdo-Baum, K., Zaudig, M. & Wittchen, H.-U. (Hrg.). (2019a). *SCID-5-CV. Strukturiertes Klinisches Interview für DSM-5-Störungen – Klinische Version* (Deutsche Bearbeitung des Structured Clinical Interview for DSM-5® Disorders – Clinician Version von Michael B. First, Janet B.W. Williams, Rhonda S. Karg, Robert L. Spitzer). Göttingen: Hogrefe.

Beesdo-Baum, K., Zaudig, M. & Wittchen, H.-U. (Hrsg.). (2019b). *SCID-5-PD. Strukturiertes Klinisches Interview für DSM-5 – Persönlichkeitsstörungen* (Deutsche Bearbeitung des Structured Clinical Interview for DSM-5® – Personality Disorders von Michael B. First, Janet B.W. Williams, Lorna Smith Benjamin, Robert L. Spitzer). Göttingen: Hogrefe.

Begum, M. (2023). EMDR therapy in specific phobia of vomiting (SPOV). *Journal of EMDR Practice and Research, 17*(4), 239–249. https://doi.org/10.1891/EMDR-2023-0010

Bishop, S. J., Duncan, J. & Lawrence, A. D. (2004). State anxiety modulation of the amygdala response to unattended threat-related stimuli. *Journal of Neuroscience, 24*(46), 10364–10368. https://doi.org/10.1523/JNEUROSCI.2550-04.2004

Blitzer, J. R., Rollins, N. & Blackwell, A. (1961). Children who starve themselves: Anorexia nervosa. *Psychosomatic Medicine, 23*(5), 369–383. https://doi.org/10.1097/00006842-196109000-00001

Bögels, S. M. & Brechman-Toussaint, M. L. (2006). Family issues in child anxiety: Attachment, family functioning, parental rearing and beliefs. *Clinical Psychology Review, 26*(7), 834–856. https://doi.org/10.1016/j.cpr.2005.08.001

Bogusch, L. M., Moeller, M. T. & O'Brien, W. H. (2018). Case study of acceptance and commitment therapy and functional analysis for emetophobia. *Clinical Case Studies, 17*(2), 77–90. https://doi.org/10.1177/1534650118754304

Bohne, A., Nigbur, K. & Gerlach, A. L. (2006, November). *Emetophobia – pathological fear of vomiting: An Internet-based study*. Poster presented at the 40th Annual Convention of the Association for Behavioral and Cognitive Therapies, Chicago, IL.

Boschen, M. J. (2007). Reconceptualizing emetophobia: A cognitive–behavioral formulation and research agenda. *Journal of Anxiety Disorders, 21*(3), 407–419. https://doi.org/10.1016/j.janxdis.2006.06.007

Boschen, M. J. & Jones, K. (2024). A clinician's quick guide to evidence-based approaches: Emetophobia (specific phobia of vomiting). *Clinical Psychologist, 28*(1), 75–78. https://doi.org/10.1080/13284207.2023.2295276

Boschen, M. J., Veale, D., Ellison, N. & Reddell, T. (2013). The emetophobia questionnaire (EmetQ-13): Psychometric validation of a measure of specific phobia of vomiting (emetophobia). *Journal of Anxiety Disorders, 27*(7), 670–677. https://doi.org/10.1016/j.janxdis.2013.08.004

Boulougouris, J. C. & Marks, I. M. (1969). Implosion (flooding) – a new treatment for phobias. *British Medical Journal, 2*(5659), 721–723. https://doi.org/10.1136/bmj.2.5659.721

Bouman, T. K. & van Hout, W. J. P. J. (2006). CS-exposure werkt bij emetofobie. *Gedragstherapie, 39*, 127–138.

Brunner, J. (2016). Emetophobie bei einem jungen Mann. *Psychotherapeut, 61*(1), 49–53. https://doi.org/10.1007/s00278-015-0057-0

Buckholtz, J. W. & Meyer-Lindenberg, A. (2012). Psychopathology and the human connectome: Toward a transdiagnostic model of risk for mental illness. *Neuron, 74*(6), 990–1004. https://doi.org/10.1016/j.neuron.2012.06.002

Bui, E., Charney, M. E. & Baker, A. W. (Eds.). (2020). *Clinical Handbook of Anxiety Disorders*. Cham, CH: Humana Press. https://doi.org/10.1007/978-3-030-30687-8

Casey, B. J., Jones, R. M. & Somerville, L. H. (2011). Braking and accelerating of the adolescent brain. *Journal of Research on Adolescence, 21*(1), 21–33. https://doi.org/10.1111/j.1532-7795.2010.00712.x

Chambless, D. L., Hunter, K. & Jackson, A. (1982). Social anxiety and assertiveness: A comparison of the correlations in phobic and college student samples. *Behaviour Research and Therapy, 20*(4), 403–404. https://doi.org/10.1016/0005-7967(82)90101-2

Charis, C. (2024). Case study of a 33-year-old patient with a panic disorder, an emetophobia (ICD-10 F 41.0/F 40.2) and a moderate depression on the basis of a recurrent depressive disorder (ICD-10 F 33.1) from psychodynamic point of view. In C. Charis & G. Panayiototou (Eds.), *Anxiety Disorders and Related Conditions* (pp. 127–139). Cham, CH: Springer. https://doi.org/10.1007/978-3-031-56798-8

Cheng, Y.-C., Su, M.-I., Liu, C.-W., Huang, Y.-C. & Huang, W.-L. (2022). Heart rate variability in patients with anxiety disorders: A systematic review and meta-analysis. *Psychiatry and Clinical Neurosciences, 76*(7), 292–302. https://doi.org/10.1111/pcn.13356

Colonnesi, C., Draijer, E. M., Jan J. M. Stams, G., Van der Bruggen, C. O., Bögels, S. M. & Noom, M. J. (2011). The relation between insecure attachment and child anxiety: A meta-analytic review. *Journal of Clinical Child & Adolescent Psychology, 40*(4), 630–645. https://doi.org/10.1080/15374416.2011.581623

Cox, T. J. (2008). Scraping sounds and disgusting noises. *Applied Acoustics, 69*(12), 1195–1204. https://doi.org/10.1016/j.apacoust.2007.11.004

Craske, M. (2015). Optimizing exposure therapy for anxiety disorders: An inhibitory learning and inhibitory regulation approach. *Verhaltenstherapie, 25*(2), 134–143. https://doi.org/10.1159/000381574

Cuijpers, P., van Veen, S. C., Sijbrandij, M., Yoder, W. & Cristea, I. A. (2020). Eye movement desensitization and reprocessing for mental health problems: A systematic review and meta-analysis. *Cognitive Behaviour Therapy, 49*(3), 165–180. https://doi.org/10.1080/16506073.2019.1703801

Dargis, M. & Burk, L. (2019). A transdiagnostic approach to the treatment of emetophobia: A single case study. *Clinical Case Studies, 18*(1), 69–82. https://doi.org/10.1177/1534650118808600

Dattilio, F. M. (2003). Emetic exposure and desensitization procedures in the reduction of nausea and a fear of emesis. *Clinical Case Studies, 2*(3), 199–210. https://doi.org/10.1177/1534650103002003003

Davidson, A. L., Boyle, C. & Lauchlan, F. (2008). Scared to lose control? General and health locus of control in females with a phobia of vomiting. *Journal of Clinical Psychology, 64*(1), 30–39. https://doi.org/10.1002/jclp.20431

Davidson, P. R. & Parker, K. C. H. (2001). Eye movement desensitization and reprocessing (EMDR): A meta-analysis. *Journal of Consulting and Clinical Psychology, 69*(2), 305–316. https://doi.org/10.1037/0022-006X.69.2.305

de Jongh, A. (2012). Treatment of a woman with emetophobia: A trauma focused approach. *Mental Illness, 4*(1), 10–14. https://doi.org/10.4081/mi.2012.e3

de Jongh, A. (2015). EMDR therapy for specific fears and phobias: The phobia protocol. In M. Luber (Ed.), *EMDR therapy: Scripted protocols and summary sheets* (pp. 9–39). New York: Springer. https://doi.org/10.1891/9780826131683.0001

de Jongh, A. & ten Broeke, E. (1994). Opmerkelijke veranderingen na één zitting met Eye Movement Desensitization and Reprocessing: een geval van angst voor misselijkheid en braken. *Directieve therapie, 14*(2), 46–52. https://doi.org/10.1007/BF03060064

de Jongh, A. & ten Broeke, E. (1998). Treatment of choking phobia by targeting traumatic memories with EMDR: A case study. *Clinical Psychology & Psychotherapy, 5*(4), 264–269. https://doi.org/10.1002/(SICI)1099-0879(199812)5:4<264::AID-CPP176>3.0.CO;2-M

de Jongh, A., ten Broeke, E. & Renssen, M. R. (1999). Treatment of specific phobias with Eye Movement Desensitization and Reprocessing (EMDR): Protocol, empirical status, and conceptual issues. *Journal of Anxiety Disorders, 13*(1), 69–85. https://doi.org/10.1016/S0887-6185(98)00040-1

de Lijster, J.M., Dierckx, B., Utens, E.M.W.J., Verhulst, F.C., Zieldorff, C., Dieleman, G.C. & Legerstee, J.S. (2017). The age of onset of anxiety disorders: A meta-analysis. *Canadian Journal of Psychiatry, 62*(4), 237–246. https://doi.org/10.1177/0706743716640757

Dilling, H., Mombour, W., Schmidt, M.H. & Schulte-Markwort, E. (Hrsg.). (2016). *Internationale Klassifikation psychischer Störungen. ICD-10 Kapitel V (F). Diagnostische Kritieren für Forschung und Praxis* (6. Aufl.). Bern: Hogrefe.

Dosanjh, S., Fleisher, W. & Sam, D. (2017). I think I'm going to be sick: An eight-year-old boy with emetophobia and secondary food restriction. *Journal of the Canadian Academy of Child and Adolescent Psychiatry, 26*(2), 104–109.

Dykas, M.J., Ziv, Y. & Cassidy, J. (2008). Attachment and peer relations in adolescence. *Attachment & Human Development, 10*(2), 123–141. https://doi.org/10.1080/14616730802113679

Eberhart, L. (2011). Antiemetika. In P.H. Tonner & L. Hein (Hrsg.), *Pharmakotherapie in der Anästhesie und Intensivmedizin* (S. 239–247). Berlin: Springer. https://doi.org/10.1007/978-3-540-79156-0_13

Eckert, A.P., Wallner, L. & Hofstädter, A.C.-S. (2024). Emetophobie: Die spezifische Phobie des Erbrechens – ein Case Report. *Fortschritte der Neurologie – Psychiatrie, 92*(4), 135–138. https://doi.org/10.1055/a-2248-5229

Ehlers, A., Margraf, J. & Chambless, D.L. (2001). *Fragebogen zu körperbezogenen Ängsten, Kognitionen und Vermeidung* (2., überarb. u. neu norm. Aufl.). Göttingen: Beltz Test.

Ellis, A. (1991). The revised ABC's of rational-emotive therapy (RET). *Journal of Rational-Emotive and Cognitive-Behavior Therapy, 9*(3), 139–172. https://doi.org/10.1007/BF01061227

Emerson, J. (1968). Phobias. *Mental Health, 27*, 6–9.

Engel, G.L. (1977). The need for a new medical model: A challenge for biomedicine. *Science, 196*(4286), 129–136. https://doi.org/10.1126/science.847460

Enns, M.W. & Cox, B.J. (2002). The nature and assessment of perfectionism: A critical analysis. In G.L. Flett (Ed.), *Perfectionism: theory, research, and treatment* (pp. 33–62). Washington, DC: American Psychological Association. https://doi.org/10.1037/10458-002

Faye, A.D., Gawande, S., Tadke, R., Kirpekar, V.C. & Bhave, S.H. (2013). Emetophobia: A fear of vomiting. *Indian Journal of Psychiatry, 55*(4), 390–392. https://doi.org/10.4103/0019-5545.120556

Ferretti, S. (2023). *Überwinde deine Emetophobie: Wie du mit Hypnotherapie die Angst vorm Erbrechen besiegst*. Eigenverlag.

Fix, R.L., Proctor, K.B. & Gray, W.N. (2016). Treating emetophobia and panic symptoms in an adolescent female: A case study. *Clinical Case Studies, 15*(4), 326–338. https://doi.org/10.1177/1534650116642576

Flammer, E. (2006). Die Wirksamkeit von Hypnotherapie bei Angststörungen. *Hypnose, 1*(1–2), 173–198.

Foa, E.B., Huppert, J.D. & Cahill, S.P. (2006). Emotional processing theory: An update. In B.O. Rothbaum (Ed.), *Pathological anxiety: Emotional processing in etiology and treatment* (pp. 3–24). New York: Guilford.

Fox, N.A., Henderson, H.A., Marshall, P.J., Nichols, K.E. & Ghera, M.M. (2005). Behavioral inhibition: Linking biology and behavior within a developmental framework. *Annual Review of Psychology, 56*(1), 235–262. https://doi.org/10.1146/annurev.psych.55.090902.141532

Gerz, H.O. (1966). Experience with the logotherapeutic technique of paradoxical intention in the treatment of phobic and obsessive-compulsive patients. *American Journal of Psychiatry, 123*(5), 548–553. https://doi.org/10.1176/ajp.123.5.548

Graziano, P.A., Callueng, C.M. & Geffken, G.R. (2010). Cognitive-behavioral treatment of an 11-year-old male presenting with emetophobia: A case study. *Clinical Case Studies, 9*(6), 411–425. https://doi.org/10.1177/1534650110384436

Green, J. & Goldwyn, R. (2002). Annotation: Attachment disorganisation and psychopathology: New findings in attachment research and their potential implications for developmental psychopathology in childhood. *Journal of Child Psychology and Psychiatry, 43*(7), 835–846. https://doi.org/10.1111/1469-7610.00102

Greene, A.M., Bailey, C.R. & Neumeister, A. (2013). A biopsychosocial approach to anxiety. In S.M. Stahl & B.A. Moore (Eds.), *Anxiety disorders: A guide for integrating psychopharmacology and psychotherapy* (pp. 25–50). New York: Routledge.

Hager, K. & Seifert, R. (2023). Schwindel und Erbrechen. In W.-D. Ludwig, B. Mühlbauer & R. Seifert (Hrsg.), *Arzneiverordnungs-Report 2023* (S. 589–595). Berlin: Springer. https://doi.org/10.1007/978-3-662-68371-2_27

Hasler, W.L., Wilson, L.A., Parkman, H.P., Koch, K.L., Abell, T.L., Nguyen, L. et al. (2013). Factors related to abdominal pain in gastroparesis: Contrast to patients with predominant nausea and vomiting. *Neurogastroenterology & Motility, 25*(5), 427–438, e300–1. https://doi.org/10.1111/nmo.12091

Hasuo, H., Mori, K., Matsuoka, H., Sakuma, H. & Ishikawa, H. (2024). An estimation formula for resonance frequency using sex and height for healthy individuals and patients with incurable cancers. *Applied Psychophysiology and Biofeedback, 49*(1), 125–132. https://doi.org/10.1007/s10484-023-09602-5

Hennemann, S., Weirich, A., Bräscher, A.-K., Meule, A. & Witthöft, M. (2025). German version of the Specific Phobia of Vomiting Inventory (SPOVI): Psychometric properties and correlates in a clinical and non-clinical sample. *BMC Psychiatry, 25*, 305. https://doi.org/10.1186/s12888-025-06744-0

Hiller, W., Zaudig, M. & Mombour, W. (1995). *IDCL für ICD-10 – ICD-10 Checklisten.* Bern, CH: Huber.

Hoehn-Saric, R. & McLeod, D.R. (1985). Locus of control in chronic anxiety disorders. *Acta Psychiatrica Scandinavica, 72*(6), 529–535. https://doi.org/10.1111/j.1600-0447.1985.tb02650.x

Höller, Y. (2018). *Emetophobie – Die Angst vor dem Erbrechen* (3. Aufl.). Berlin: Rhombos.

Höller, Y., Van Overveld, M., Jutglar, H. & Trinka, E. (2013). Nausea in specific phobia of vomiting. *Behavioral Sciences, 3*(3), 445–458. https://doi.org/10.3390/bs3030445

Hong, R.Y. & Cheung, M.W.-L. (2015). The structure of cognitive vulnerabilities to depression and anxiety: Evidence for a common core etiologic process based on a meta-analytic review. *Clinical Psychological Science, 3*(6), 892–912. https://doi.org/10.1177/2167702614553789

Hood, H.K. & Antony, M.M. (2012). Evidence-based assessment and treatment of specific phobias in adults. In T.E. Davis, T.H. Ollendick & L.-G. Öst (Eds.), *Intensive one-session treatment of specific phobias* (pp. 19–42). New York: Springer. https://doi.org/10.1007/978-1-4614-3253-1_2

Hoyer, J., Helbig, S. & Margraf, J. (2005). *Diagnostik der Angststörungen.* Göttingen: Hogrefe.

Hoyer, J. & Margraf, J. (Hrsg.). (2003). *Angstdiagnostik.* Berlin: Springer. https://doi.org/10.1007/978-3-642-18976-0

Hunter, P.V. & Antony, M.M. (2009). Cognitive-behavioral treatment of emetophobia: The role of interoceptive exposure. *Cognitive and Behavioral Practice, 16*(1), 84–91. https://doi.org/10.1016/j.cbpra.2008.08.002

In-Albon, T. & Pfeiffer, S. (2021). Angststörungen in der Kindheit. In T. Schnell & K. Schnell (Hrsg.), *Handbuch Klinische Psychologie* (S. 1–21). Berlin: Springer. https://doi.org/10.1007/978-3-662-45995-9_33-1

Jacobi, C. & Margraf, J. (2018). Somatische Differenzialdiagnostik. In J. Margraf & S. Schneider (Hrsg.), *Lehrbuch der Verhaltenstherapie, Band 1: Grundlagen, Diagnostik, Verfahren und Rahmenbedingungen psychologischer Therapie* (S. 347–361). Berlin: Springer. https://doi.org/10.1007/978-3-662-54911-7_22

Jarczok, M. N., Weimer, K., Braun, C., Williams, D. P., Thayer, J. F., Gündel, H. O. & Balint, E. M. (2022). Heart rate variability in the prediction of mortality: A systematic review and meta-analysis of healthy and patient populations. *Neuroscience & Biobehavioral Reviews, 143*, 104907. https://doi.org/10.1016/j.neubiorev.2022.104907

Jeronimus, B. F., Ormel, J., Aleman, A., Penninx, B. W. J. H. & Riese, H. (2013). Negative and positive life events are associated with small but lasting change in neuroticism. *Psychological Medicine, 43*(11), 2403–2415. https://doi.org/10.1017/S0033291713000159

Kannappan, A. & Middleman, A. B. (2020). Emetophobia: A case of nausea leading to dehydration in an adolescent female. *SAGE Open Medical Case Reports, 8*, 1–3. https://doi.org/10.1177/2050313X20951335

Kerr, C. (2013). TA treatment of emetophobia: A hermeneutic single-case efficacy design study – 'Peter'. *International Journal of Transactional Analysis Research & Practice, 4*(2), 16–26. https://doi.org/10.29044/v4i2p16

Keyes, A., Deale, A., Foster, C. & Veale, D. (2020). Time intensive cognitive behavioural therapy for a specific phobia of vomiting: A single case experimental design. *Journal of Behavior Therapy and Experimental Psychiatry, 66*, 101523. https://doi.org/10.1016/j.jbtep.2019.101523

Keyes, A., Gilpin, H. R. & Veale, D. (2018). Phenomenology, epidemiology, co-morbidity and treatment of a specific phobia of vomiting: A systematic review of an understudied disorder. *Clinical Psychology Review, 60*, 15–31. https://doi.org/10.1016/j.cpr.2017.12.002

Klann, N., Hahlweg, K. & Heinrichs, N. (2003). *Diagnostische Verfahren für die Beratung*. Göttingen: Hogrefe.

Klewinghaus, L. & Martin, A. (2022). Beschreibung und Evaluation eines Manuals für Herzratenvariabilitäts-Biofeedback bei der somatischen Belastungsstörung. *Verhaltenstherapie, 32*(1–2), 34–44. https://doi.org/10.1159/000522175

Klonoff, E. A., Knell, S. M. & Janata, J. W. (1984). Fear of nausea and vomiting: The interaction among psychosocial stressors, development transitions, and adventitious reinforcement. *Journal of Clinical Child Psychology, 13*(3), 263–267. https://doi.org/10.1080/15374418409533200

Knight, D. C., Nguyen, H. T. & Bandettini, P. A. (2005). The role of the human amygdala in the production of conditioned fear responses. *NeuroImage, 26*(4), 1193–1200. https://doi.org/10.1016/j.neuroimage.2005.03.020

Kobiella, A., Reimold, M., Ulshöfer, D. E., Ikonomidou, V. N., Vollmert, C., Vollstädt-Klein, S. et al. (2011). How the serotonin transporter 5-HTTLPR polymorphism influences amygdala function: The roles of in vivo serotonin transporter expression and amygdala structure. *Translational Psychiatry, 1*(8), e37. https://doi.org/10.1038/tp.2011.29

Kobori, O. (2011). Cognitive therapy for vomit phobia: A case report. *Asia Pacific Journal of Counselling and Psychotherapy, 2*(2), 171–178. https://doi.org/10.1080/21507686.2010.524237

Koenigsberg, J. Z. (2021). *Anxiety disorders: Integrated psychotherapy approaches*. New York: Routledge.

Köksal, M., Koçak, G., Öztürk, Y. & Tufan, A. E. (2022). A case of emetophobia responding to mirtazapine and propranolol treatment. *Journal of Neurogastroenterology and Motility, 28*(4), 709–710. https://doi.org/10.5056/jnm22133

Kröber, S., Schneider, S., Margraf, J., Teismann, T., Sommer, K., Totzeck, C. & von Brachel, R. (2023). Reliabilität, Validität und Akzeptanz des DIPS Open Access 1.2: Diagnostisches Interview bei psychischen Störungen in einer Gelegenheitsstichprobe aus der Allgemeinbevölkerung (Convenience Sample). *Verhaltenstherapie, 33*(1), 26–38. https://doi.org/10.1159/000529515

Kroenke, K., Spitzer, R. L., Williams, J. B. W. & Löwe, B. (2009). An ultra-brief screening scale for anxiety and depression: The PHQ-4. *Psychosomatics, 50*(6), 613–621. https://doi.org/10.1016/S0033-3182(09)70864-3

Kromeyer-Hauschild, K., Wabitsch, M., Kunze, D., Geller, F., Geiß, H.C., Hesse, V. et al. (2001). Perzentile für den Body-mass-Index für das Kindes- und Jugendalter unter Heranziehung verschiedener deutscher Stichproben. *Monatsschrift Kinderheilkunde, 149*, 807–818. https://doi.org/10.1007/s001120170107

Lelliott, P., McNamee, G. & Marks, I. (1991). Features of agora-, social, and related phobias and validation of the diagnoses. *Journal of Anxiety Disorders, 5*(4), 313–322. https://doi.org/10.1016/0887-6185(91)90031-N

Leyro, T.M., Versella, M.V., Yang, M.-J., Brinkman, H.R., Hoyt, D.L. & Lehrer, P. (2021). Respiratory therapy for the treatment of anxiety: Meta-analytic review and regression. *Clinical Psychology Review, 84*, 101980. https://doi.org/10.1016/j.cpr.2021.101980

Liebenberg, A. & dos Santos, M. (2018). Health-related subjective well-being with emetophobia. *Journal of Psychology in Africa, 28*(4), 280–283. https://doi.org/10.1080/14330237.2018.1501880

Lipsitz, J.D., Fyer, A.J., Paterniti, A. & Klein, D.F. (2001). Emetophobia: Preliminary results of an internet survey. *Depression and Anxiety, 14*(2), 149–152. https://doi.org/10.1002/da.1058

Lissek, S., Powers, A.S., McClure, E.B., Phelps, E.A., Woldehawariat, G., Grillon, C. & Pine, D.S. (2005). Classical fear conditioning in the anxiety disorders: A meta-analysis. *Behaviour Research and Therapy, 43*(11), 1391–1424. https://doi.org/10.1016/j.brat.2004.10.007

Lyons-Ruth, K., Easterbrooks, M.A. & Cibelli, C.D. (1997). Infant attachment strategies, infant mental lag, and maternal depressive symptoms: Predictors of internalizing and externalizing problems at age 7. *Developmental Psychology, 33*(4), 681–692. https://doi.org/10.1037/0012-1649.33.4.681

Maack, D.J., Deacon, B.J. & Zhao, M. (2013). Exposure therapy for emetophobia: A case study with three-year follow-up. *Journal of Anxiety Disorders, 27*(5), 527–534. https://doi.org/10.1016/j.janxdis.2013.07.001

Maack, D.J., Ebesutani, C. & Smitherman, T.A. (2018). Psychometric investigation of the specific phobia of vomiting inventory: A new factor model. *International Journal of Methods in Psychiatric Research, 27*(1), e1574. https://doi.org/10.1002/mpr.1574

Maertens, C., Couturier, J., Grant, C. & Johnson, N. (2017). Fear of vomiting and low body weight in two pediatric patients: Diagnostic challenges. *Journal of the Canadian Academy of Child and Adolescent Psychiatry, 26*(1), 59–61.

Main, M. & Solomon, J. (1990). Procedures for identifying infants as disorganized/disoriented during the Ainsworth Strange Situation. In M.T. Greenberg, D. Cicchetti & E.M. Cummings (Eds.), *Attachment in the preschool years: Theory, research, and intervention* (pp. 121–160). Chicago: University of Chicago Press.

Manassis, K. (2011). Child-parent relations: Attachment and anxiety disorders. In W.K. Silverman & A.P. Field (Eds.), *Anxiety Disorders in Children and Adolescents* (2nd ed., pp. 280–298). Cambridge: Cambridge University Press. https://doi.org/10.1017/CBO9780511994920.014

Manassis, K. & Kalman, E. (1990). Anorexia resulting from fear of vomiting in four adolescent girls. *Canadian Journal of Psychiatry, 35*(6), 548–550. https://doi.org/10.1177/070674379003500614

Margraf, J. & Cwik, J.C. (2017). *Mini-DIPS Open Access: Diagnostisches Kurzinterview bei psychischen Störungen* (2. Aufl.). Bochum: Ruhr-Universität Bochum.

Margraf, J., Cwik, J.C., Suppiger, A. & Schneider, S. (2017). *J-DIPS Open Access: Diagnostisches Interview bei psychischen Störungen* (5. Aufl.). Bochum: Ruhr-Universität Bochum.

Margraf, J., Cwik, J.C., von Brachel, R., Suppiger, A. & Schneider, S. (2021). *DIPS Open Access 1.2: Diagnostisches Interview bei psychischen Störungen* (6. Aufl.). Bochum: Ruhr-Universität Bochum. https://doi.org/10.46586/rub.172.149

Marks, I.M. & Herst, E.R. (1970). A survey of 1,200 agoraphobics in Britain features associated with treatment and ability to work. *Social Psychiatry, 5*(1), 16–24. https://doi.org/10.1007/BF01539792

Marks, I.M. & Mathews, A.M. (1979). Brief standard self-rating for phobic patients. *Behaviour Research and Therapy, 17*(3), 263–267. https://doi.org/10.1016/0005-7967(79)90041-X

McCarthy, G. (1999). Attachment style and adult love relationships and friendships: A study of a group of women at risk of experiencing relationship difficulties. *British Journal of Medical Psychology, 72*(3), 305–321. https://doi.org/10.1348/000711299160022

McFadyen, M. & Wyness, J. (1983). You don't have to be sick to be a behaviour therapist but it can help! Treatment of a "vomit" phobia. *Behavioural and Cognitive Psychotherapy, 11*(2), 173–176. https://doi.org/10.1017/S0141347300006595

McKenzie, S. (1994). Hypnotherapy for vomiting phobia in a 40-year-old woman. *Contemporary Hypnosis, 11*(1), 37–40.

McLean, C.P., Asnaani, A., Litz, B.T. & Hofmann, S.G. (2011). Gender differences in anxiety disorders: Prevalence, course of illness, comorbidity and burden of illness. *Journal of Psychiatric Research, 45*(8), 1027–1035. https://doi.org/10.1016/j.jpsychires.2011.03.006

Meehan, Z.M. & Shaffer, F. (2024). Do longer exhalations increase HRV during slow-paced breathing? *Applied Psychophysiology and Biofeedback, 49*(3), 407–417. https://doi.org/10.1007/s10484-024-09637-2

Metzner, M.S. (2020). *Mein Köpfchen sagt: „Ich muss erbrechen!" – Mit Achtsamkeit aus der Emetophobie.* Berlin: Rhombos.

Metzner, M.S. (2022). Emetophobie: Die unerkannte Krankheit. *Deutsches Ärzteblatt, 21*(4), 172–173.

Metzner, M.S. (2023). Emetophobie: Die krankhafte Angst vor dem Erbrechen erkennen, verstehen und behandeln. *PSYCH up2date, 17*(3), 201–219. https://doi.org/10.1055/a-1851-3925

Meule, A. (2025). Disgust. In J.A. Schermer (Ed.), *Elgar Encyclopaedia of Personality and Individual Differences.* Cheltenham, UK: Edward Elgar Publishing Ltd. https://doi.org/10.31234/osf.io/25fs4

Meule, A. (2025). Emetophobia appears to be the most common specific phobia that requires treatment. *BJPsych Open.* https://doi.org/10.31234/osf.io/xu2g5_v1

Meule, A., Freund, R., Skirde, A.K., Vögele, C. & Kübler, A. (2012). Heart rate variability biofeedback reduces food cravings in high food cravers. *Applied Psychophysiology and Biofeedback, 37*, 241–251. https://doi.org/10.1007/s10484-012-9197-y

Meule, A., Schuchardt, P. & Kolar, D.R.K. (2025). Psychometric properties and correlates of the German version of the Fear of Food Questionnaire. *PsyArXiv Preprints.* https://doi.org/10.31234/osf.io/36ymd_v1

Meule, A., Seufert, L. & Kolar, D. R. (2025). Emetophobia (fear of vomiting): a meta-analysis. *Journal of Anxiety Disorders, 114*, 103053. https://doi.org/10.1016/j.janxdis.2025.103053

Meule, A., Zisler, E.M., Metzner, M.S., Voderholzer, U. & Kolar, D.R. (2025). Characteristics of and treatment outcome in inpatients with emetophobia and other specific phobias. *Journal of Psychiatric Research, 189*, 285–290. https://doi.org/10.1016/j.jpsychires.2025.06.028

Mineka, S. & Oehlberg, K. (2008). The relevance of recent developments in classical conditioning to understanding the etiology and maintenance of anxiety disorders. *Acta Psychologica, 127*(3), 567–580. https://doi.org/10.1016/j.actpsy.2007.11.007

Mitamura, T. (2019). Case study of clinical behavior analysis for a 20-year-old client with emetophobia. *Clinical Case Studies, 18*(3), 163–174. https://doi.org/10.1177/1534650119828817

Moran, D.J. & O'Brien, R.M. (2005). Competence imagery: A case study treating emetophobia. *Psychological Reports, 96*(3), 635–636. https://doi.org/10.2466/pr0.96.3.635-636

Nakamura, M. & Kitanishi, K. (2019). Morita therapy for the treatment of emetophobia: A case report. *Asia-Pacific Psychiatry, 11*(1), e12343. https://doi.org/10.1111/appy.12343

Ney, P.G. (1967). Combined therapies in a family group. *Canadian Psychiatric Association Journal, 12*(4), 379–385. https://doi.org/10.1177/070674376701200405

Olatunji, B.O., Cisler, J.M. & Tolin, D.F. (2010). A meta-analysis of the influence of comorbidity on treatment outcome in the anxiety disorders. *Clinical Psychology Review, 30*(6), 642–654. https://doi.org/10.1016/j.cpr.2010.04.008

Orme, K., Challacombe, F.L. & Roxborough, A. (2022). Specific fear of vomiting (SPOV) in early parenthood: Assessment and treatment considerations with two illustrative cases. *The Cognitive Behaviour Therapist, 15*, e12. https://doi.org/10.1017/S1754470X22000101

Papageorgiou, D. & Karekla, M. (2024). Using values interventions to improve exposure therapy engagement in specific phobias. *Journal of Psychotherapy Integration, 34*(1), 75–87. https://doi.org/10.1037/int0000320

Papagianni, V. & Kotera, Y. (2022). The beneficial effects of a single hypnotherapy session using parts negotiation for specific phobias. *International Journal of Spa and Wellness, 5*(2), 167–184. https://doi.org/10.1080/24721735.2022.2049103

Paulus, D.J. & Norton, P.J. (2016). Purging anxiety: A case study of transdignostic CBT for a complex fear of vomiting (emetophobia). *Cognitive and Behavioral Practice, 23*(2), 230–238. https://doi.org/10.1016/j.cbpra.2015.08.003

Pavlov, I.P. (1928). *Lectures on conditioned reflexes: Twenty-five years of objective study of the higher nervous activity (behaviour) of animals.* New York: Liveright Publishing Corporation. https://doi.org/10.1037/11081-000

Pearson, M.R. (2010). *Characteristics, correlates, and experiences of emetophobia: An exploratory study* (Master's thesis). Ryerson University, Toronto, Canada. https://doi.org/10.32920/ryerson.14644821.v1

Peris, T.S., Storch, E.A. & McGuire, J.F. (Eds.). (2020). *Exposure therapy for children with anxiety and OCD.* London: Academic Press. https://doi.org/10.1016/C2017-0-04097-1

Petell, J.A. & Bilsky, S.A. (in press). An examination of the association between emotion regulation and emetophobia symptoms. *Psychological Reports.* https://doi.org/10.1177/00332941231213855

Petell, J.A., Wickenhauser, M.E. & Maack, D.J. (2022). Afraid to vomit? The relationship between temperamental fear, emetophobia symptoms, and the impact of sex. *Graduate Student Journal of Psychology, 19*, 87–97. https://doi.org/10.52214/gsjp.v19i.10049

Phelps, N.H., Singleton, R.K., Zhou, B., Heap, R.A., Mishra, A., Bennett, J.E. et al. (2024). Worldwide trends in underweight and obesity from 1990 to 2022: A pooled analysis of 3663 population-representative studies with 222 million children, adolescents, and adults. *Lancet, 403*(10431), 1027–1050.

Philips, H.C. (1985). Return of fear in the treatment of a fear of vomiting. *Behaviour Research and Therapy, 23*(1), 45–52. https://doi.org/10.1016/0005-7967(85)90141-X

Plag, J. & Ströhle, A. (2020). Angststörungen. In G. Roth, A. Heinz & H. Walter (Hrsg.), *Psychoneurowissenschaften* (S. 327–353). Berlin: Springer. https://doi.org/10.1007/978-3-662-59038-6_13

Price, K., Veale, D. & Brewin, C.R. (2012). Intrusive imagery in people with a specific phobia of vomiting. *Journal of Behavior Therapy and Experimental Psychiatry, 43*(1), 672–678. https://doi.org/10.1016/j.jbtep.2011.09.007

Rauch, S.L., Shin, L.M. & Phelps, E.A. (2006). Neurocircuitry models of posttraumatic stress disorder and extinction: Human neuroimaging research – past, present, and future. *Biological Psychiatry, 60*(4), 376–382. https://doi.org/10.1016/j.biopsych.2006.06.004

Reiter, S.R., Otto, M.W., Pollack, M.H. & Rosenbaum, J.F. (1991). Major depression in panic disorder patients with comorbid social phobia. *Journal of Affective Disorders, 22*(3), 171–177. https://doi.org/10.1016/0165-0327(91)90051-S

Riddle-Walker, L., Veale, D., Chapman, C., Ogle, F., Rosko, D., Najmi, S. et al. (2016). Cognitive behaviour therapy for specific phobia of vomiting (emetophobia): A pilot randomized controlled trial. *Journal of Anxiety Disorders, 43*, 14–22. https://doi.org/10.1016/j.janxdis.2016.07.005

Rink, K. (2006). Kognitive Verhaltenstherapie bei phobischer Angst vor dem Erbrechen. *Der Psychotherapeut, 51*(3), 223–228. https://doi.org/10.1007/s00278-005-0468-4

Ritow, J.K. (1979). Brief treatment of a vomiting phobia. *American Journal of Clinical Hypnosis, 21*(4), 293–296. https://doi.org/10.1080/00029157.1979.10403986

Russ, D. & Christie, A.S. (2023). *Emetophobia – Understanding and treating fear of vomiting in children and adults.* London: Jessica Kingsley Publishers. https://doi.org/10.5040/9781805017035

Saha, S., Lim, C.C.W., Cannon, D.L., Burton, L., Bremner, M., Cosgrove, P. et al. (2021). Comorbidity between mood and anxiety disorders: A systematic review and meta-analysis. *Depression and Anxiety, 38*(3), 286–306. https://doi.org/10.1002/da.23113

Salgado, M.E. (2019). "Someone could be sick". Cognitive behaviour therapy for a specific phobia of vomiting (emetophobia): A study case. *Revista Argentina de Clínica Psicológica, 28*(4), 325–338. https://doi.org/10.24205/03276716.2019.1100

Schneider, S., Pflug, V., In-Albon, T. & Margraf, J. (2018). *Kinder-DIPS Open Access: Diagnostisches Interview bei psychischen Störungen im Kindes- und Jugendalter* (3. Aufl.). Bochum: Ruhr-Universität Bochum.

Schulte, D. (Hrsg.). (1976). *Diagnostik in der Verhaltenstherapie.* Müchen: Urban & Schwarzenberg.

Schwidder, J., Klimm, A.-K., Lewer, M. & Teismann, T. (2015). Konfrontationstherapie bei Zwillingen mit Emetophobie. *Psychotherapeut, 60*(3), 236–238. https://doi.org/10.1007/s00278-015-0023-x

Shapiro, F. (1989). Eye movement desensitization: A new treatment for post-traumatic stress disorder. *Journal of Behavior Therapy and Experimental Psychiatry, 20*(3), 211–217. https://doi.org/10.1016/0005-7916(89)90025-6

Shaw, D.S., Owens, E.B., Vondra, J.I., Keenan, K. & Winslow, E.B. (1996). Early risk factors and pathways in the development of early disruptive behavior problems. *Development and Psychopathology, 8*(4), 679–699. https://doi.org/10.1017/S0954579400007367

Sheehan, D.V., Lecrubier, Y., Sheehan, K.H., Amorim, P., Janavs, J., Weiller, E. et al. (1998). The Mini-International Neuropsychiatric Interview (M.I.N.I.): The development and validation of a structured diagnostic psychiatric interview for DSM-IV and ICD-10. *Journal of Clinical Psychiatry, 59*(Suppl. 20), 22–33. https://doi.org/10.1037/t18597-000

Shimada-Sugimoto, M., Otowa, T. & Hettema, J.M. (2015). Genetics of anxiety disorders: Genetic epidemiological and molecular studies in humans. *Psychiatry and Clinical Neurosciences, 69*(7), 388–401. https://doi.org/10.1111/pcn.12291

Smith, R., Thayer, J.F., Khalsa, S.S. & Lane, R.D. (2017). The hierarchical basis of neurovisceral integration. *Neuroscience & Biobehavioral Reviews, 75*, 274–296. https://doi.org/10.1016/j.neubiorev.2017.02.003

Spiegel, S.B. (2014). Current issues in the treatment of specific phobia: Recommendations for innovative applications of hypnosis. *American Journal of Clinical Hypnosis, 56*(4), 389–404. https://doi.org/10.1080/00029157.2013.801009

Sroufe, L.A., Carlson, E. & Shulman, S. (1993). Individuals in relationships: Development from infancy through adolescence. In D.C. Funder (Ed.), *Studying lives through time: Personality and development* (pp. 315–342). Washington, DC: American Psychological Association. https://doi.org/10.1037/10127-030

Stinson, F.S., Dawson, D.A., Chou, S.P., Smith, S., Goldstein, R.B., Ruan, W.J. & Grant, B.F. (2007). The epidemiology of DSM-IV specific phobia in the USA: Results from the National Epidemiologic Survey on Alcohol and Related Conditions. *Psychological Medicine, 37*(7), 1047–1059. https://doi.org/10.1017/S0033291707000086

Sutton, H.A., Falstein, E.I. & Judas, I. (1958). Emotional reactions to medical procedures and illness in a hospital child psychiatry unit. *American Journal of Orthopsychiatry, 28*(1), 180–187. https://doi.org/10.1111/j.1939-0025.1958.tb03735.x

Sykes, M., Boschen, M. J. & Conlon, E. G. (2016). Comorbidity in emetophobia (specific phobia of vomiting). *Clinical Psychology & Psychotherapy, 23*(4), 363–367. https://doi.org/10.1002/cpp.1964

Szuhany, K. L. & Simon, N. M. (2022). Anxiety disorders: A review. *JAMA, 328*(24), 2431–2445. https://doi.org/10.1001/jama.2022.22744

Tang, A., Crawford, H., Morales, S., Degnan, K. A., Pine, D. S. & Fox, N. A. (2020). Infant behavioral inhibition predicts personality and social outcomes three decades later. *Proceedings of the National Academy of Sciences, 117*(18), 9800–9807. https://doi.org/10.1073/pnas.1917376117

Tatschl, J. M. & Schwerdtfeger, A. R. (2022). Squeeze the beat: Enhancing cardiac vagal activity during resonance breathing via coherent pelvic floor recruitment. *Psychophysiology, 59*(12), e14129. https://doi.org/10.1111/psyp.14129

Taylor, J. M. & Whalen, P. J. (2015). Neuroimaging and anxiety: The neural substrates of pathological and non-pathological anxiety. *Current Psychiatry Reports, 17*(6), 49. https://doi.org/10.1007/s11920-015-0586-9

Uziel, N., Gilon, E., Bar, I., Edri, N. & Eli, I. (2024). Excessive gag reflex, dental anxiety, and phobia of vomiting in dental care. *International Dental Journal, 74*, 801–807. https://doi.org/10.1016/j.identj.2023.12.002

van Dijk, W., Huizink, A. C., Oosterman, M., Lemmers-Jansen, I. L. J. & de Vente, W. (2023). Validation of photoplethysmography using a mobile phone application for the assessment of heart rate variability in the context of heart rate variability-biofeedback. *Psychosomatic Medicine, 85*(7), 568–576. https://doi.org/10.1097/PSY.0000000000001236

van Dyck, Z., Bellwald, L., Kurz, S., Dremmel, D., Munsch, S. & Hilbert, A. (2013). Essprobleme im Kindesalter – Screening in der allgemeinen Bevölkerung. *Zeitschrift für Gesundheitspsychologie, 21*, 91–100. https://doi.org/10.1026/0943-8149/a000091

van Hout, W. J. P. J. & Bouman, T. K. (2012). Clinical features, prevalence and psychiatric complaints in subjects with fear of vomiting. *Clinical Psychology & Psychotherapy, 19*(6), 531–539. https://doi.org/10.1002/cpp.761

Van Houtem, C. M. H. H., Laine, M. L., Boomsma, D. I., Ligthart, L., van Wijk, A. J. & De Jongh, A. (2013). A review and meta-analysis of the heritability of specific phobia subtypes and corresponding fears. *Journal of Anxiety Disorders, 27*(4), 379–388. https://doi.org/10.1016/j.janxdis.2013.04.007

van Overveld, M., de Jong, P. J., Peters, M. L., van Hout, W. J. P. J. & Bouman, T. K. (2008). An internet-based study on the relation between disgust sensitivity and emetophobia. *Journal of Anxiety Disorders, 22*(3), 524–531. https://doi.org/10.1016/j.janxdis.2007.04.001

Vandereycken, W. (2011). Media hype, diagnostic fad or genuine disorder? Professionals' opinions about night eating syndrome, orthorexia, muscle dysmorphia, and emetophobia. *Eating Disorders, 19*(2), 145–155. https://doi.org/10.1080/10640266.2011.551634

Veale, D. (2009). Cognitive behaviour therapy for a specific phobia of vomiting. *The Cognitive Behaviour Therapist, 2*(4), 272–288. https://doi.org/10.1017/S1754470X09990080

Veale, D., Beeson, C., & Papageorgiou, A. (2025). Frequency of and sex distribution in specific phobia subtypes in a treatment-seeking sample. *BJPsych Open, 11*(5), e164. https://doi.org/10.1192/bjo.2025.10767

Veale, D., Costa, A., Murphy, P. & Ellison, N. (2012). Abnormal eating behaviour in people with a specific phobia of vomiting (emetophobia). *European Eating Disorders Review, 20*(5), 414–418. https://doi.org/10.1002/erv.1159

Veale, D., Ellison, N., Boschen, M. J., Costa, A., Whelan, C., Muccio, F. & Henry, K. (2013). Development of an inventory to measure specific phobia of vomiting (emetophobia). *Cognitive Therapy and Research, 37*(3), 595–604. https://doi.org/10.1007/s10608-012-9495-y

Veale, D., Hennig, C. & Gledhill, L. (2015). Is a specific phobia of vomiting part of the obsessive compulsive and related disorders? *Journal of Obsessive-Compulsive and Related Disorders, 7*, 1–6. https://doi.org/10.1016/j.jocrd.2015.08.002

Veale, D. & Lambrou, C. (2006). The psychopathology of vomit phobia. *Behavioural and Cognitive Psychotherapy, 34*(2), 139–150. https://doi.org/10.1017/S1352465805002754

Veale, D., Murphy, P., Ellison, N., Kanakam, N. & Costa, A. (2013). Autobiographical memories of vomiting in people with a specific phobia of vomiting (emetophobia). *Journal of Behavior Therapy and Experimental Psychiatry, 44*(1), 14–20. https://doi.org/10.1016/j.jbtep.2012.06.002

Verwoerd, J., de Jong, P.J., Wessel, I. & van Hout, W.J.P.J. (2013). "If I feel disgusted, I must be getting ill": Emotional reasoning in the context of contamination fear. *Behaviour Research and Therapy, 51*(3), 122–127. https://doi.org/10.1016/j.brat.2012.11.005

Verwoerd, J., van Hout, W.J.P.J. & de Jong, P.J. (2016). Disgust- and anxiety-based emotional reasoning in non-clinical fear of vomiting. *Journal of Behavior Therapy and Experimental Psychiatry, 50*, 83–89. https://doi.org/10.1016/j.jbtep.2015.05.009

Vloet, T.D. & Romanos, M. (2021). Angststörungen – von der ICD-10 zur ICD-11. *Zeitschrift für Kinder- und Jugendpsychiatrie und Psychotherapie, 49*(6), 429–435. https://doi.org/10.1024/1422-4917/a000768

Wade, D.T. & Halligan, P.W. (2017). The biopsychosocial model of illness: A model whose time has come. *Clinical Rehabilitation, 31*(8), 995–1004. https://doi.org/10.1177/0269215517709890

Watson, J.B. & Rayner, R. (1920). Conditioned emotional reactions. *Journal of Experimental Psychology, 3*(1), 1–14. https://doi.org/10.1037/h0069608

Weinstock, L.M. & Whisman, M.A. (2006). Neuroticism as a common feature of the depressive and anxiety disorders: A test of the revised integrative hierarchical model in a national sample. *Journal of Abnormal Psychology, 115*(1), 68–74. https://doi.org/10.1037/0021-843X.115.1.68

Whitton, S.W., Luiselli, J.K. & Donaldson, D.L. (2006). Cognitive-behavioral treatment of generalized anxiety disorder and vomiting phobia in an elementary-age child. *Clinical Case Studies, 5*(6), 477–487. https://doi.org/10.1177/1534650105284476

Wijesinghe, B. (1974). A vomiting phobia overcome by one session of flooding with hypnosis. *Journal of Behavior Therapy and Experimental Psychiatry, 5*(2), 169–170. https://doi.org/10.1016/0005-7916(74)90107-4

Williams, K.E., Field, D.G., Riegel, K. & Paul, C. (2011). Brief, intensive behavioral treatment of food refusal secondary to emetophobia. *Clinical Case Studies, 10*(4), 304–311. https://doi.org/10.1177/1534650111417144

Wolf, T.G., Schläppi, S., Benz, C.I. & Campus, G. (2022). Efficacy of hypnosis on dental anxiety and phobia: A systematic review and meta-analysis. *Brain Sciences, 12*(5), 521. https://doi.org/10.3390/brainsci12050521

Wolfe, B.E. (2005). Integrative psychotherapy of the anxiety disorders. In J.C. Norcross & M.R. Goldfried (Eds.), *Handbook of Psychotherapy Integration* (2nd ed., pp. 263–280). New York: Oxford University Press.

Wolpe, J. & Lang, P.J. (1964). A fear survey schedule for use in behaviour therapy. *Behaviour Research and Therapy, 2*(1), 27–30. https://doi.org/10.1016/0005-7967(64)90051-8

World Health Organization. (2019). *International Classification of Diseases* (10th ed.). Retrieved from https://icd.who.int/browse10/2019/en

World Health Organization (WHO)/Bundesinstitut für Arzneimittel und Medizinprodukte (BfArM). (2022). *ICD-11. Internationale statistische Klassifikation der Krankheiten und verwandter Gesundheitsprobleme, 11. Revision – Entwurfsfassung.* Verfügbar unter https://www.bfarm.de/DE/Kodiersysteme/Klassifikationen/ICD/ICD-11/_node.html

Wright, S.L., Karyotaki, E., Cuijpers, P., Bisson, J., Papola, D., Witteveen, A. et al. (2024). EMDR v. other psychological therapies for PTSD: A systematic review and individual participant data meta-analysis. *Psychological Medicine, 54*(8), 1580–1588. https://doi.org/10.1017/S0033291723003446

Wu, M.S., Selles, R.R., Novoa, J.C., Zepeda, R., Guttfreund, D., McBride, N.M. & Storch, E.A. (2017). Examination of the phenomenology and clinical correlates of emetophobia in a sample of Salvadorian youths. *Child Psychiatry & Human Development, 48*(3), 509–516. https://doi.org/10.1007/s10578-016-0677-9

Zhao, M. (2014). Toward A Conceptualization Of Emetophobia: Examining Intolerance Of Uncertainty As A Unique Predictor Of Symptoms. *Electronic Theses and Dissertations,* 814. https://egrove.olemiss.edu/etd/814

Zickgraf, H.F., Loftus, P., Gibbons, B., Cohen, L.C. & Hunt, M.G. (2022). "If I could survive without eating, it would be a huge relief": Development and initial validation of the Fear of Food Questionnaire. *Appetite, 169*, 105808. https://doi.org/10.1016/j.appet.2021.105808

Zisler, E.M. (2024). Emetophobie – die Angst vor dem Erbrechen. *Praktische Pädiatrie, 2*, 133–136.

# Anhang

## Emetophobia Questionnaire-13 – Deutsche Version[4]

In diesem Fragebogen soll der Schweregrad der Angst vor Erbrechen und Erbrochenem in der letzten Woche erfasst werden. Bitte lesen Sie jede Frage sorgfältig durch und geben Sie auf einer Skala von 1 („stimme überhaupt nicht zu") bis 5 („stimme voll und ganz zu") Ihre Antwort an. Bitte versuchen Sie, so viele Fragen wie möglich zu beantworten, ohne die Antwort „weder noch" zu verwenden.

| | stimme überhaupt nicht zu | stimme nicht zu | weder noch | stimme zu | stimme voll und ganz zu |
|---|---|---|---|---|---|
| 1. Der Kontakt mit Erbrochenem kann Übelkeit und/oder Krankheiten verursachen. | 1 | 2 | 3 | 4 | 5 |
| 2. Wenn ich Erbrochenes sehe, könnte mir selbst schlecht werden. | 1 | 2 | 3 | 4 | 5 |
| 3. Wenn ich Erbrochenes rieche, könnte mir selbst schlecht werden. | 1 | 2 | 3 | 4 | 5 |
| 4. Ich bemerke körperliche Angstsymptome, wenn ich Erbrochenem ausgesetzt bin. | 1 | 2 | 3 | 4 | 5 |
| 5. Ich vermeide Orte, an denen sich andere übergeben könnten. | 1 | 2 | 3 | 4 | 5 |
| 6. Ich meide Erwachsene, die sich möglicherweise übergeben könnten. | 1 | 2 | 3 | 4 | 5 |
| 7. Ich meide Kinder, die sich möglicherweise übergeben könnten. | 1 | 2 | 3 | 4 | 5 |
| 8. Ich vermeide schnelle Aktivitäten wie Fahrten im Freizeitpark, weil ich mich übergeben könnte. | 1 | 2 | 3 | 4 | 5 |
| 9. Ich vermeide Seereisen (Boote usw.), weil mir übel werden könnte/ich mich übergeben könnte. | 1 | 2 | 3 | 4 | 5 |
| 10. Ich vermeide Flugreisen, weil mir übel werden könnte/ich mich übergeben könnte. | 1 | 2 | 3 | 4 | 5 |
| 11. Ich vermeide andere Verkehrsmittel, weil mir übel werden könnte/ich mich übergeben könnte. | 1 | 2 | 3 | 4 | 5 |
| 12. Ich vermeide Orte, an denen es keine medizinische Versorgung gibt, weil mir übel werden könnte/ich mich übergeben könnte. | 1 | 2 | 3 | 4 | 5 |
| 13. Ich vermeide Orte, an denen es keine Einrichtungen gibt, die mir helfen könnten, falls mir übel wird/ich mich übergeben muss. | 1 | 2 | 3 | 4 | 5 |

4 ©Boschen et al. (2013); dt. Version: Hennemann et al. (2025). Der Abdruck erfolgt mit Genehmigung der Autor:innen.

## Specific Phobia of Vomiting Inventory – Deutsche Version[5]

In diesem Fragebogen geht es um die Angst vor dem Erbrechen. Bitte kreuzen Sie die Antwort an, die am besten beschreibt, wie sich die Angst vor dem Erbrechen in der letzten Woche einschließlich heute auf Sie ausgewirkt hat.

| | nie | selten | manchmal | oft | (fast) immer |
|---|---|---|---|---|---|
| 1. Ich habe mir Sorgen gemacht, dass ich oder andere erbrechen könnte/n. | 0 | 1 | 2 | 3 | 4 |
| 2. Ich habe andere Erwachsene oder Kinder wegen meiner Angst vor dem Erbrechen gemieden. | 0 | 1 | 2 | 3 | 4 |
| 3. Ich habe bestimmte Situationen oder Aktivitäten wegen meiner Angst vor dem Erbrechen gemieden. | 0 | 1 | 2 | 3 | 4 |
| 4. Ich habe versucht, Gründe zu finden, die erklären, warum mir übel ist. | 0 | 1 | 2 | 3 | 4 |
| 5. Ich habe bestimmte Gegenstände gemieden, die andere Personen angefasst haben, wegen meiner Angst vor dem Erbrechen. | 0 | 1 | 2 | 3 | 4 |
| 6. Ich habe mich darauf konzentriert, ob ich mich krank fühle und erbrechen könnte, statt auf meine Umgebung. | 0 | 1 | 2 | 3 | 4 |
| 7. Ich habe andere beobachtet, um zu sehen, ob sie vielleicht krank sind und erbrechen könnten. | 0 | 1 | 2 | 3 | 4 |
| 8. Wenn ich denke, dass ich mich übergeben muss, tue ich etwas, um mich vom Erbrechen abzuhalten. | 0 | 1 | 2 | 3 | 4 |
| 9. Ich habe versucht, jegliche Gedanken oder Vorstellungen über das Erbrechen zu vermeiden oder zu kontrollieren. | 0 | 1 | 2 | 3 | 4 |
| 10. Ich habe die Menge oder Art meiner Ernährung oder meines Alkoholkonsums wegen meiner Angst vor dem Erbrechen eingeschränkt. | 0 | 1 | 2 | 3 | 4 |
| 11. Mir war übel. | 0 | 1 | 2 | 3 | 4 |
| 12. Ich habe darüber nachgedacht, wie ich mich selbst oder andere vom Erbrechen abhalten kann. | 0 | 1 | 2 | 3 | 4 |
| 13. Ich habe nach Bestätigung gesucht, dass mir oder anderen nicht schlecht wird und ich oder andere nicht erbrechen müssen. | 0 | 1 | 2 | 3 | 4 |
| 14. Ich bin aus bestimmten Situationen geflüchtet, weil ich Angst hatte, dass ich oder andere erbrechen könnte/n. | 0 | 1 | 2 | 3 | 4 |

5 ©Veale, Ellison et al. (2013); dt. Version: Hennemann et al. (2025). Der Abdruck erfolgt mit Genehmigung der Autor:innen.

**Fear of Food Questionnaire – Deutsche Version**[6] **1/2**

Bitte schätzen Sie ein, wie sehr die folgenden Aussagen auf Sie zutreffen.

| | überhaupt nicht | ein wenig | etwas | ziemlich | sehr | völlig |
|---|---|---|---|---|---|---|
| 1. Ich bemühe mich sehr, herauszufinden, welche Nahrungsmittel Verdauungsprobleme auslösen. | 0 | 1 | 2 | 3 | 4 | 5 |
| 2. Ich vertrage bestimmte Nahrungsmittel nicht. | 0 | 1 | 2 | 3 | 4 | 5 |
| 3. Ich versuche, Nahrungsmittel zu vermeiden, die bestimmte körperliche Symptome auslösen könnten. | 0 | 1 | 2 | 3 | 4 | 5 |
| 4. Die Menge an Nahrungsmitteln, bei der sich das Essen „sicher" anfühlt, hat sich mittlerweile ziemlich eingeschränkt. | 0 | 1 | 2 | 3 | 4 | 5 |
| 5. Um Verdauungsprobleme zu vermeiden, esse ich manchmal nicht. | 0 | 1 | 2 | 3 | 4 | 5 |
| 6. Wenn ich ohne zu essen überleben könnte, wäre das eine große Erleichterung. | 0 | 1 | 2 | 3 | 4 | 5 |
| 7. Ich befürchte, Verdauungsprobleme zu bekommen, wenn ich esse. | 0 | 1 | 2 | 3 | 4 | 5 |
| 8. Ich habe Angst, bestimmte Nahrungsmittel zu essen. | 0 | 1 | 2 | 3 | 4 | 5 |
| 9. Nahrung fühlt sich manchmal wie ein Feind an. | 0 | 1 | 2 | 3 | 4 | 5 |
| 10. Wenn ein bestimmtes Nahrungsmittel Verdauungsprobleme auslöst, habe ich Angst, es nochmal zu essen. | 0 | 1 | 2 | 3 | 4 | 5 |
| 11. Ich habe zu viel Gewicht verloren, weil ich Essen vermeide. | 0 | 1 | 2 | 3 | 4 | 5 |
| 12. Meine eingeschränkte Ernährung macht es schwer, auszugehen und Kontakte zu knüpfen. | 0 | 1 | 2 | 3 | 4 | 5 |
| 13. Meine Bemühungen, bestimmte Nahrungsmittel aus meiner Ernährung zu streichen, werden von mir nahestehenden Personen nicht immer unterstützt. | 0 | 1 | 2 | 3 | 4 | 5 |

6 ©Zickgraf et al. (2022); dt. Version: Meule et al. (2025). Der Abdruck erfolgt mit Genehmigung der Autor:innen.

**Fear of Food Questionnaire – Deutsche Version** **2/2**

| | überhaupt nicht | ein wenig | etwas | ziemlich | sehr | völlig |
|---|---|---|---|---|---|---|
| 14. Meine eingeschränkte Ernährung führt manchmal zu Konflikten mit mir nahestehenden Personen. | 0 | 1 | 2 | 3 | 4 | 5 |
| 15. Ich kann Nahrungsmittel nicht mehr so wie früher genießen. | 0 | 1 | 2 | 3 | 4 | 5 |
| 16. Ich habe darauf verzichten müssen, Nahrungsmittel zu essen, die ich mag. | 0 | 1 | 2 | 3 | 4 | 5 |
| 17. Ich vermisse es sehr, bestimmte Nahrungsmittel zu essen. | 0 | 1 | 2 | 3 | 4 | 5 |
| 18. Meine eingeschränkte Ernährung frustriert mich. | 0 | 1 | 2 | 3 | 4 | 5 |